CÓMO SOBREVIVIR Y HUIR DE UNA RELACIÓN TÓXICA

Aprende a Reconocer las Señales para Poder Salirte de las Relaciones Dañinas y Continuar con tu Vida

RAYMOND S. GOODMAN

© Copyright 2024 – Raymond S. Goodman - Todos los derechos reservados.

Este documento está orientado a proporcionar información exacta y confiable con respecto al tema tratado. La publicación se vende con la idea de que el editor no tiene la obligación de prestar servicios oficialmente autorizados o de otro modo calificados. Si es necesario un consejo legal o profesional, se debe consultar con un individuo practicado en la profesión.

- Tomado de una Declaración de Principios que fue aceptada y aprobada por unanimidad por un Comité del Colegio de Abogados de Estados Unidos y un Comité de Editores y Asociaciones.

De ninguna manera es legal reproducir, duplicar o transmitir cualquier parte de este documento en forma electrónica o impresa.

La grabación de esta publicación está estrictamente prohibida y no se permite el almacenamiento de este documento a menos que cuente con el permiso por escrito del editor. Todos los derechos reservados.

La información provista en este documento es considerada veraz y coherente, en el sentido de que cualquier responsabilidad, en términos de falta de atención o de otro tipo, por el uso o abuso de cualquier política, proceso o dirección contenida en el mismo, es responsabilidad absoluta y exclusiva del lector receptor. Bajo ninguna circunstancia se responsabilizará legalmente al editor por cualquier reparación, daño o pérdida monetaria como consecuencia de la información contenida en este documento, ya sea directa o indirectamente.

Los autores respectivos poseen todos los derechos de autor que no pertenecen al editor.

La información contenida en este documento se ofrece únicamente con fines informativos, y es universal como tal. La presentación de la información se realiza sin contrato y sin ningún tipo de garantía endosada.

El uso de marcas comerciales en este documento carece de consentimiento, y la publicación de la marca comercial no tiene ni el permiso ni el respaldo del propietario de la misma.

Todas las marcas comerciales dentro de este libro se usan solo para fines de aclaración y pertenecen a sus propietarios, quienes no están relacionados con este documento.

Índice

Introducción	vii
1. El "Mírame"	1
2. El Negativo - Pesimista	13
3. El Alma Rebelde	25
4. El Oportunista	37
5. El Síndrome De Peter Pan	49
6. Estancado	61
7. El Aprovechado	73
8. IYB	85
9. El Monstruo Del Control	97
10. El Mentiroso Habitual	109
11. El Sociópata, El Psicópata y El Narcisista	119
Conclusión	155

Introducción

En el laberinto de las relaciones humanas, a veces nos encontramos en senderos oscuros y peligrosos que amenazan nuestra paz mental y emocional. Estas son las relaciones tóxicas, una realidad dolorosa pero, desafortunadamente, común en la vida de muchas personas. Son como vendas invisibles que se adhieren sigilosamente a nuestra piel, afectando nuestra autoestima, nuestra felicidad y nuestra capacidad de crecer y florecer.

Este libro es un faro de luz en medio de esa oscuridad, una guía que nos ayudará a navegar por el complejo terreno de las relaciones tóxicas. Nos sumergiremos en los patrones destructivos y las dinámicas negativas que caracterizan estas relaciones, y exploraremos las razones detrás de su existencia. Pero, más importante aún, aprenderemos cómo evitar caer en ellas y cómo liberarnos si ya nos encontramos atrapados en una.

Introducción

A lo largo de estas páginas, descubriremos los distintos tipos de relaciones tóxicas que existen, desde parejas románticas hasta amistades y relaciones laborales. Exploraremos los comportamientos dañinos y manipuladores que se entrelazan en estos vínculos, y cómo pueden erosionar nuestra autoestima y nuestra felicidad. Pero no nos detendremos ahí, porque también encontraremos las herramientas necesarias para romper este ciclo y construir relaciones saludables y enriquecedoras.

Este libro no solo busca crear conciencia sobre las relaciones tóxicas, sino también empoderarnos para tomar decisiones informadas y valientes. Aprenderemos a identificar las señales de advertencia y los indicadores tempranos de una relación tóxica. También exploraremos estrategias prácticas para establecer límites saludables, fortalecer nuestra autoestima y cultivar relaciones positivas basadas en el respeto mutuo y el amor propio.

No estás solo en este viaje. Aquí encontrarás historias inspiradoras de personas que han sobrevivido a relaciones tóxicas y han encontrado la felicidad en el otro lado.

También conocerás recursos y apoyo profesional que pueden brindarte la guía y el acompañamiento necesarios en tu propio proceso de sanación y crecimiento.

La transformación comienza desde adentro. Este libro te invita a reflexionar, a cuestionar y a liberarte de las

Introducción

cadenas de las relaciones tóxicas. Te invita a buscar la felicidad y el amor en su forma más pura y auténtica.

Prepárate para embarcarte en este viaje hacia la libertad emocional y el florecimiento personal. Estás a punto de descubrir un mundo de relaciones saludables y gratificantes que te esperan al final del camino.

La vida es el regalo más preciado que jamás tendremos. La vida es hermosa, emocionante y placentera. Cómo eliges vivir depende de ti. Sin embargo, seamos realistas, navegar por el mundo real a veces puede ser un asco. El mundo real no siempre es tan hermoso, emocionante y placentero, y nos gustaría que lo fuera.

No hay nada de malo en obtener un pequeño consejo de vez en cuando sobre lo que puede hacer para hacer que el viaje de la vida sea un poco más fácil. Ahí es donde entra este libro. Estoy aquí para ayudarte a manejar algo con lo que todos lidiarán en algún momento de su vida: las personas tóxicas.

¿A qué te refieres exactamente con "tóxico"?

Antes de que pueda continuar, tenemos algunas cosas que tenemos que quitar del camino primero. Hay muchas maneras de definir a una persona tóxica por el simple hecho de que hay tantos tipos diferentes de personas tóxicas por ahí. Comenzaremos con una definición práctica que cubre todas las variaciones: una persona tóxica es

Introducción

alguien que tiene el potencial de afectar negativamente tanto a ti como a tu sustento.

En última instancia, una persona tóxica es mala para ti. La razón por la que una persona tóxica es tan peligrosa es que a menudo no se la reconoce fácilmente como muy tóxica. Podrías pasar días, meses o incluso años asociándote con este tipo de personas y nunca saber cuánto daño están causando en tu vida. Puede ser muy estresante no poder descifrar quién está realmente tratando de ser una influencia positiva en tu vida y quién no.

Afortunadamente, aquí es donde este libro será más útil.

Para protegerte de una persona tóxica, debes poder reconocerla cuando la ves. Siempre hay señales; sólo hay que ser capaz de identificarlas. Los próximos capítulos estarán dedicados a hacer precisamente eso: informarle sobre los diferentes tipos de personas tóxicas que existen y luego darle algunos consejos sobre lo que puede hacer para desarrollar una relación saludable con ellos o para deshacerse de ellos por completo. Prepárate. Estoy seguro de que algunas de estas descripciones te abrirán los ojos a los tipos de personas que están causando estragos en tu felicidad.

Descargo de responsabilidad

Introducción

Las caracterizaciones que estás a punto de leer describen tipos de personas tóxicas. Será beneficioso para ti tener en cuenta que no existe una personalidad o un tipo de persona o un tipo de toxicidad como el de un cortador de galletas.

De hecho, lo más probable es que tengas que examinar tu vida y las personas que te influyen, para ver si alguien tiene rastros de estos rasgos. Si lo hacen, tendrás que decidir si es una toxicidad lo suficientemente baja como para tratarla (dado que todos tenemos nuestras propias debilidades, problemas y defectos personales) o si están envenenando tu vida.

Además, estas son generalizaciones. Por lo tanto, pido que nadie se ofenda si encuentra que cierto rasgo suena como si pudiera describirlo. ¡Tomar el corazón! Si, de hecho, lo representa, ahora sabe en qué trabajar. Si te describe de alguna manera, es probable que tengas una personalidad sana, y aunque te inclines hacia uno de estos tipos en los momentos de debilidad, te alejarás de ellos en los momentos de fortaleza. Estás en el camino correcto. Si crees que no tienes ningún rastro personal de toxicidad, eso puede estar muy bien, pero podría valer la pena preguntarle a un amigo cercano o a un ser querido qué piensa de ti. El resto de este libro trata de limpiar tu vida de personas tóxicas, solo asegúrate de no ser tóxico para las personas con las que interactúas regularmente.

Introducción

Por último, es muy recomendable que elimines a las personas tóxicas de tu vida. Como ya se dijo, depende de ti si lo haces, y depende de ti quién califica como "tóxico" en tu vida; a medida que leas los siguientes capítulos, automáticamente pensará en las personas en tu vida que califican.

No descartes ese presentimiento. Conozco a una amiga que recientemente tuvo que eliminar a un par de familiares de su vida. No fue fácil, rápido ni indoloro, pero lo logró y ahora tiene una vida más feliz gracias a ello.

Tuvo que soportar que la gente le hiciera pasar un mal rato por eso, pero con el paso del tiempo, todos los que la rodeaban se dieron cuenta de que había tomado la decisión correcta. Confía en tu juicio; sabes quién te está poniendo la vida y quién te la está chupando. No dejes que otros te chupen la vida.

Este libro te ayudará a comprender los tipos de personas tóxicas, cómo lidiar con ellas y cómo decidir si debes eliminarlas de tu vida. Te dará consejos prácticos para lidiar con las diferentes personas tóxicas que puede haber en tu vida y frases de aliento, en resumen, en cada capítulo. Al final del día, eres tú quien tiene que decidir y mantener esa decisión.

¡Puedes hacerlo! Te mereces una buena vida, libre de toxicidad.

Introducción

Nunca tienes que sentirte culpable por eliminar a las personas tóxicas de tu vida. No importa si alguien es un pariente, un interés romántico, un empleador, un amigo de la infancia o un nuevo conocido, no tienes que hacer espacio para las personas que te causan dolor o te hacen sentir pequeño. Una cosa es que una persona reconozca su comportamiento y haga un esfuerzo por cambiar. Pero si una persona ignora tus sentimientos, ignora tus límites y 'sigue' tratándote de una manera dañina, necesitan irse.

1

El "Mírame"

A̲n̲n̲a̲ es una de las personas más trabajadoras que existen.

Ha sido supervisora en el banco durante más de diez años y sus clientes la quieren mucho. Pasa muchas horas de su día tratando de educarse a sí misma sobre su trabajo para poder seguir siendo valiosa para sus clientes. Las personas con las que trabaja notan sus valientes esfuerzos y regularmente la aplauden por su habilidad para hacer felices a todos continuamente.

A pesar del éxito de Anna en su trabajo, su vida personal está encadenada. Debido a su ética de trabajo duro en el lugar de trabajo, apenas tiene tiempo para su esposo. Como resultado, eventualmente se divorció de ella y tomó todo lo que ella poseía. Debido a la falta de recursos, se vio obligada a volver a vivir con sus padres.

Anna tiene una hermana menor llamada Juliana, que tenía un solo objetivo: casarse con un hombre rico. Usualmente usaba ropa provocativa y se maquillaba mucho con la esperanza de llamar la atención de un soltero elegible.

Después de años de exponerse, finalmente encontró el tipo de hombre que estaba buscando. Cada oportunidad que tenía, le expresaba su felicidad a Anna. Su felicidad expresada parecía lo que la mayoría de la gente consideraría regodeo. Como su novio era rico, Juliana recibía constantemente ropa nueva, joyas e incluso un auto nuevo. Siempre le mostraba sus joyas a la cara de Anna y se jactaba de lo grandiosa que era su vida, pavoneándose con su ropa de diseñador y actuando como si fuera el centro del universo.

Cuando Anna le decía lo malo que había sido su día, Juliana respondía diciendo lo bueno que había sido su día en lugar de ser empática con su hermana. Cuando Anna intentaba explicarle algo a su hermana sobre su día, Juliana la interrumpía y se iba por la tangente sobre todo lo que su nuevo novio estaba haciendo por ella. Juliana era completamente egocéntrica y no tenía interés en la vida de nadie más a menos que pudiera encontrar una manera de incorporar su propia vida en la historia. Llegó al punto en que nada de lo que Anna dijera le importaba a Juliana porque todo lo que Juliana quería hacer era contarles a todos los artículos caros que estaba recibiendo de su novio.

Psicoanálisis:

Detrás de la capa exterior egoísta y egocéntrica de "MÍRAME" es un núcleo débil y consciente de sí mismo de que ellos desean ser aprobados de; quieren gustar. Como un adulto, te preguntarás por qué una persona así es tan egocéntrica y sin ganas de hablar de nada ni de nadie fuera de él o ella misma. Su cerebro ha sido cableado para protegerse a sí mismo y proporcionar felicidad para él o sí misma.

Lo más probable es que esto provenga de los eventos de su hijo. (A medida que continúes leyendo, encontrarás que todos los tóxicos lo más probable es que las personas puedan vincular sus rasgos con su pasado. Este es motivo de empatía, pero no motivo de conformidad). Es posible que Mírame no haya recibido la atención que había deseado como un niño o puede haber encontrado que la única manera de ganarse el amor es ser llamativo, ruidoso y ensimismado.

. . .

Imaginemos la infancia de Anna y Juliana. Anna, siendo la primogénita, recibió mucho amor y atención de sus padres. Sin embargo, una vez que nació Juliana, la vida se volvió más ocupada para la familia, y aunque sus padres trataron de mostrar el mismo amor y atención a ambas niñas, Juliana sintió que no la amaban tanto como a Anna. Esto puede deberse solo a que su familia tenía más que hacer y menos tiempo para dedicar únicamente a Juliana. Sin embargo, Juliana pudo haber descubierto que la mejor manera de obtener el amor y la atención que deseaba era forzándolos.

Aprendió a interrumpir a Anna para mostrarle a mamá y papá su proyecto de la escuela. Aprendió a ser ruidosa, llamativa y agresiva. Se centró en sí misma para que otras personas también lo hicieran, todo en la búsqueda de sentirse amada y aceptada.

Todos tenemos infancias que de alguna manera nos han moldeado. Sin embargo, el Mírame ha permitido que su niñez lo transforme en una persona egocéntrica. El Mírame quiere ser el centro de atención y, naturalmente, no piensa en las necesidades y los deseos de los demás, ni siquiera en aquellos por los que dice preocuparse.

¿Cuál es el problema?

. . .

La hermana de Anna es lo que llamaremos Mírame. Un Mírame es una persona que es irremediablemente egocéntrica y siempre encuentra la manera de hacer cosas sobre ellos. A un mírame se le conoce coloquialmente como un presumido. Aunque ellos parezcan peligrosos, tienen mucho más impacto en tu vida de lo que crees.

El impacto más significativo está en su autoestima. Que alguien se regodee constantemente y hable de sí mismo cuando estás en un lugar bajo se correlaciona directamente con un autoconcepto poco saludable.

Te encontrarás comparando tu vida con la de ellos, teniendo envidia de lo que tienen e incluso cuestionando si tu vida vale la pena o no. Es crucial protegerse de este tipo de personas, y los siguientes consejos pueden ayudarlo a hacerlo.

Cuéntales sobre ellos mismos.

Esta es probablemente la cosa más importante que puedes hacer con este tipo de persona. La mayoría de las veces, el Mírame ni siquiera se da cuenta de que se está regodeando.

No ven nada malo en hablar de sí mismos todo el tiempo, así que continúan haciéndolo. Por lo general, esto se debe a que ellos mismos tienen baja autoestima. Usan el regodeo como una forma de compensar lo que creen que falta en sus vidas.

En otras palabras, es un mecanismo de defensa para ayudarlos a sentirse mejor acerca de sus propias inseguridades. Sé honesto con ellos y hazles saber con amabilidad pero con firmeza que son egoístas. Te sorprenderías de lo rápido que esto podría resolver el problema. De hecho, es posible que incluso puedas alejarlos de tu actitud egoísta.

Interrumpirlos de nuevo.
Esto puede parecer grosero, pero es una forma muy efectiva de transmitir el mensaje. A veces, la persona sabrá que es un Mírame y no le importará. Si esa persona no es tu amiga y no tienes más remedio que interactuar con ella, entonces es hora de que empieces a ser asertivo. Si comienza a interrumpirte mientras intentas hablar, devuélvele el favor. Interrúmpelos y desvía la atención de ellos. Si lo haces de la manera correcta (asertivamente,

pero no de manera grosera), captarán la indirecta y te respetarán callándose.

Ignóralos.

Aunque no suele ser la primera opción si eres una buena persona, ignorarlos también es muy efectivo. Piénsalo de esta manera: ¿recuerdas cuando eras pequeño, cómo tenías un payaso en la clase que siempre contaba chistes en los momentos equivocados? Bueno, es un hecho bien conocido que el payaso de la clase dejará de hacer de payaso si no tiene público. Lo mismo puede decirse del Mírame. Si no hay nadie que los escuche alardear, entonces él o ella dejarán de hablar. Nunca lo olvides: el amor de los mírame es la audiencia. Ellos prosperan en la atención. Si dejas de prestarles atención, dejarán de presumir. Es tan simple como eso.

Conversando con un Mírame:

Cuando te relacionas con alguien que te mira, puedes modificar tu estilo de conversación para que sea más fácil para ti. ¿Cómo, cuando todo lo que quieren hacer es hablar de ellos? Aquí hay un par de sugerencias.

· · ·

Primero: dales tiempo para compartir. Si sabes que alguien es egocéntrico y solo vas a seguir atrayendo la conversación hacia él, déjalo pasar un tiempo en el centro de atención.

Pregúntales sobre ellos mismos y escúchalos activamente. Sin embargo, esta no es la única táctica que debes usar. Si solo los escuchas siempre, entonces no estás compartiendo una conversación real.

Segundo: Responde con confianza. Si tienes algo que aportar, hazlo con una voz agresiva y asertiva. Hazles saber que tú también puedes contribuir a la conversación. Esto puede abrir la puerta para que compartas tu propia vida en lugar de solo escucharlos alardear de la suya. Muestra tu valor y tus credenciales. Si has pasado por algo que se relaciona con lo que están hablando, confía en que es importante y no permitas que lo interrumpan para seguir hablando de ellos mismos. Diles: "Déjame terminar y luego me encantaría escuchar lo que quieres compartir".

Tercero: usa su rasgo contra ellos.

. . .

Si quieres compartir algo con ellos, o quieres su consejo sobre algo, hazles saber preguntándoles. Podrías decir algo como esto: "Sé que has pasado por algo así antes, ¿puedes escucharme y luego decirme qué crees que debo hacer?"

Poco a poco, esta táctica puede ayudar a nivelar el campo de juego. Les estás demostrando que tienen valor, sin desvalorizarte. Con suerte, puedes crear una amistad en la que se compartan dos vías.

Aproximación al conflicto: para abordar el conflicto y tener una confrontación pacífica con un observador, aquí hay algunos consejos útiles:

Recuerda que quieren devolverles la conversación. Diles que necesitas discutir algo con ellos. Mantenlo corto para que no pierdan el interés y traten de cambiar de tema. No entres en una larga queja sobre cómo no es un buen amigo.

No le grites. El Mírame no responde bien en esas situaciones. Concisamente confrontarlo de una manera amable.

. . .

Reconocer lo que están haciendo bien. Mírame odian que les digan que han hecho algo mal. Los hace quedar mal, y eso es lo que menos les gusta. Esté preparado para señalar un buen ejemplo de cuándo se detuvieron y lo escucharon, y comparta con ellos la forma positiva en que lo hizo sentir.

Dales un paso fácil para solucionar el problema. Si necesitas confrontarlo sobre algo que debe cambiar, por ejemplo, él o ella siempre lo interrumpen de manera grosera en las reuniones para compartir sus ideas; dale un paso práctico en el que concentrarse que aliviará el problema. Por ejemplo, dile que se concentre en esperar hasta que termine de hablar para compartir. Todo lo que tienes que hacer es guardar su comentario hasta que haya una apertura en la conversación para compartir.

Si bien estas tácticas simples pueden ayudar, si tu amigo que te mira es demasiado tóxico, incluso las ayudas para la conversación no ayudarán, y es posible que desees considerar si realmente tienes una amistad profunda con esta persona.

Envolver

Si son tóxicos para tu vida y crecimiento, existe una probabilidad muy alta de que necesite distanciarse de ellos o usar uno de los consejos para manejar la relación. Como resumen rápido, estas son algunas de las señales de que estás lidiando con un Mírame:

- Habla en exceso de las cosas que tiene.
- Se esfuerza por llamar la atención de todos.
- No se preocupa por lo que está pasando con los demás.

La vida es demasiado corta para pasar tiempo con personas que te quitan la felicidad.

2

El Negativo - Pesimista

Raquel es parte de un pequeño grupo de amigos. Raquel es la más extrovertida, siempre está encontrando nuevas aventuras para que su camarilla las pruebe. Ya sea para escalar una montaña, caminar por un sendero natural o simplemente ir a ver una película, Raquel está llena de ideas. Aunque la mayoría de sus amigas están dispuestas a lo que Raquel elija, una de las chicas de su grupo, Julia, es exactamente lo contrario.

Julia tiene una actitud pesimista. En otras palabras, tiende a ver el lado malo de todo en lugar del lado bueno. Por ejemplo, cuando Raquel sugiere escalar la montaña, Julia responderá diciendo que no tiene sentido porque tienes que volver a bajar de todos modos. Caminar por un sendero natural no traerá nada bueno porque pasarás más tiempo luchando contra los insectos que disfrutando de la caminata.

Incluso dice que no deberían ir a ver una película porque los críticos dicen que es mala y que sería mejor esperar a que saliera en DVD.

La actitud negativa de Julia provocó una brecha en el grupo: cada vez que intentaban divertirse, Julia encontraba la manera de hacer que las cosas parecieran una lata. Ella siempre se queja de todo lo que hacen y nunca parece querer que nadie se divierta.

Psicoanálisis:

Los negativos - pesimistas no solo tienen sentimientos negativos de vez en cuando, sino que también son crónicamente negativos. Por la forma en que su cerebro está conectado, se enfocan en lo negativo de las cosas pequeñas porque quieren poder controlarlas. Se sienten más seguros cuando no hay cosas desconocidas que no puedan controlar. Los negativos- pesimistas se sienten mejor enfocándose en ser negativos y pesimistas en el presente, y también en el futuro, para no tener que pensar en eventos pasados que pueden haberlos influenciado.

. . .

Los negativos - pesimistas pueden ser dañinos debido a lesiones pasadas, ya sean físicas, emocionales, mentales o espirituales. Imaginemos a Julia de niña. Era feliz y de espíritu libre, pero su madre siempre la estaba regañando para que tuviera cuidado.

Cada vez que pasaba algo malo, incluso algo pequeño, la mamá de Julia hacía comentarios como, "mira, eso es lo que pasa cuando eres demasiado aventurero" o "Te advertí que tuvieras cuidado y no escuchaste y ahora te has vuelto loco", dolor o incluso un simple "te lo dije". Además, el papá de Julia dejó a su mamá por otra mujer, Julia no podía entenderlo. Todo lo que ella aprendió es que las cosas malas suceden en la vida, y debes cuidarte de casi cualquier cosa.

Esos recuerdos han reconfigurado el cerebro de Julia para protegerla de incurrir en cualquier tipo de dolor en la edad adulta. Ella ve lo malo en todo y se esfuerza por ser positiva. Personalmente, ella no cree que sea lo suficientemente buena, o piensa que es demasiado, y entonces asume lo peor de todo. Cuanto más piensas en un pensamiento, más se solidifica en tu mente y más afecta tu comportamiento. Si bien los negativos - pesimistas han programado sus cerebros para que sean negativos, no es tu culpa que hayan hecho eso, y no te corresponde a ti arreglarlos o sufrir su toxicidad. Necesitan trabajar para mejorarse a sí mismos a través de libros de autoayuda, práctica de positividad y posiblemente asesoramiento profesional.

¿Cuál es el problema?

Julia es lo que mucha gente llama negativos - pesimistas. Siempre minimizan todo lo bueno que sucede para que parezca sin importancia, aburrido o amenazante.

Esencialmente, son el tipo de personas que no pueden aceptar palabras o cumplidos positivos y, en cambio, encuentran formas de hacer que la situación sea negativa.

Lo peligroso de los negativos - pesimistas es que a menudo sus actitudes pueden ser contagiosas. Si estás constantemente cerca de alguien que es pesimista o infeliz, es sólo cuestión de tiempo antes de que esa energía negativa se te contagie. Antes de que te des cuenta, te encontrarás viendo el lado malo de las cosas también.

Sé proactivo y aléjate de este tipo de personas lo antes posible. Los negativos - pesimistas tienden a experimentar altos niveles de estrés y, por lo tanto, ejercen ese estrés sobre los demás. No quieres ser una persona negativa -

pesimista. Si te encuentras cerca de uno, aquí hay algunos consejos para ayudar a aliviar la situación.

Mátalos con amabilidad.

Esta es la cosa más importante que puede hacer cuando se trata de los negativos - pesimistas. Al igual que el mírame, a los negativos - pesimistas también les gusta la audiencia.

Necesitan una audiencia por una razón ligeramente diferente: para obtener apoyo.
En otras palabras, buscan personas que sean negativas con ellos.

La frase "la miseria ama la compañía" juega un papel importante en esta situación. No te dejes atraer a esa trampa.

Mantente positivo y combate la actitud negativa de los negativos - pesimistas con una actitud optimista. Por ejemplo, si Julia dijo algo acerca de tener que luchar contra los insectos cuando iban de excursión, Raquel simplemente podría sugerir que trajeran mucho repelente de insectos o que usaran mangas largas y pantalones. El truco es interponer su interjección manteniendo la atmósfera positiva.

Mientras te mantengas optimista, no se volverá tan miserable como los negativos - pesimistas, y puedes cambiar su actitud a través de tu buen ejemplo.

Ignóralos.

Ignorar a los negativos - pesimistas es diferente de ignorar a los mírame. En este caso, los ignora y continúas la conversación como si nunca hubieran dicho nada. No es grosero.

En su lugar, considéralo como tu forma de sugerir sutilmente que no permitirás que su actitud negativa cambie la conversación. Si todos ignoran a los negativos - pesimistas, entonces (como el payaso de la clase) no dirán nada más al respecto. Esto solo funciona si los negativos - pesimistas no persisten. Si son persistentes, vuelve al consejo anterior.

Anímalos.

. . .

Esto puede ser un poco exagerado para los súper negativos - pesimistas, pero vale la pena intentarlo. Recuerda que los negativos - pesimistas suelen ser personas muy deprimidas.

Una de las razones por las que las personas se deprimen es porque no tienen amigos cerca que puedan hacerlos felices.

Otra razón es que están demasiado ansiosos por los detalles de las situaciones y solo pueden ver los resultados negativos.

Tómate el tiempo para hablar con tu negativo - pesimista y ve qué es lo que los ha vuelto tan pesimistas. Luego, encuentra una manera de sacarlos del marco mental de que todo está mal. Una vez que los animes y los saques de esa mentalidad negativa, será mucho más agradable estar cerca de ellos.

Conversando con un negativo - pesimista

. . .

Los negativos - pesimistas son personas negativas. Si no tienes cuidado, fácilmente caerás en el lenguaje negativo de los negativos - pesimistas. Tienes que concentrarte en permanecer positivo en su presencia. Para conversar con ellos, querrás considerar usar algunas de las siguientes tácticas.

Primero. Determina que seguirás siendo positivo a pesar de su actitud y deja que se muestre a través de tus palabras. Por ejemplo, si estás con Julia y ella se queja del clima lluvioso, podrías unirte a ella o podrías decir algo como esto: "No me importa la lluvia en absoluto, es el día perfecto para quedarse y ver una película."

Segundo. Validar sus sentimientos. Reconoce lo que están sintiendo y luego muéstrales una mejor manera de sentirse.

Si estás en el trabajo y tienes a un negativo - pesimista quejándose de lo terrible que es todo, está bien validar sus sentimientos primero. Hazles saber que entiendes de dónde vienen, o que ves el cómo podrían sentirse de esa manera.

. . .

Luego, usa tus palabras para hablarles de algo positivo (y para evitar caer en la espiral descendente de las conversaciones negativas).

Di algo como esto: "No es un proyecto divertido, eso es seguro. Sin embargo, creo que podemos manejarlo". Sé alentador y positivo. Muéstrale al negativo - pesimista que hay otra manera de actuar, hablar y sentir. Apreciarán que validaste sus sentimientos y estarán más abiertos a modificar su comportamiento.

Tercero. Se optimistamente realista. No sirve de nada ser positivo hasta el punto de que ni siquiera eres realista. Si ha sucedido algo malo, está bien expresar emociones negativas.

No debes ignorar lo que sienten tus amigos. Deja que tu negativo - pesimista exprese su queja o frustración si está justificado. Elige responder con una realidad optimista.

Por ejemplo, si tú y tus amigos salen de excursión y tu amiga negativa - pesimista está ansiosa porque se desgarrará un músculo como lo hizo la última vez, puedes dirigirte a ella con una mezcla de optimismo y realidad. Di algo como esto: "esa es una posibilidad, pero podemos tomar medidas para evitar que eso suceda. ¡Estirémonos antes de comenzar y prestemos atención a nuestro camino y ritmo a medida que avanzamos! ¡Avísame si necesitas un descanso!" Trabaja con ellos, si puedes, y muéstrales que puedes ayudar a aliviar su preocupación y negatividad.

Acercándote al conflicto: si tienes un espíritu libre, es positivo o incluso es un ser humano promedio, te encontrarás con un conflicto si tienes algún tipo de relación con un negativo - pesimista. ¿Cómo puedes enfrentarlos pacíficamente? Aquí hay algunas formas prácticas de resolver el conflicto con esa persona.

Comienza con un comentario positivo. Cuando te estés preparando para hablar sobre un tema potencialmente negativo con una persona negativa, comienza con algo positivo. Con suerte, esto los relajará un poco y les permitirá abrirse y escuchar lo que tienes que decir.

Diles la verdad y ofréceles ayuda. Esto no significa que tu estas asumiendo su problema. Si son una influencia negativa en tu vida, y estás tratando de decirles eso, ofréceles una forma de mejorar y ofréceles tu apoyo. No les digas simplemente que son súper negativos y esperes que lo acepten y cambien. Si necesitas confrontarlos sobre cómo hablan y se comportan, ofréceles una sugerencia sobre cómo pueden mejorar. Esto ayuda especialmente en el lugar de trabajo. Si un negativo - pesimista está creando un conflicto y tú necesitas que cambie, sugiere un libro que conozcas que trabaje en las habilidades sociales o el pensamiento positivo. Hay toneladas por ahí que pueden ayudar a las personas crónicamente negativas a trabajar en su carácter.

Termina con un comentario positivo. negativos - pesimistas necesitan que seas amable con ellos, o todo lo que sacarán de una confrontación es todo lo que está mal y todo lo que están haciendo mal. De hecho, escucharán cosas que han hecho mal que no están en ninguna parte de lo que les dijiste. Anímelos diciéndoles que son buenos amigos o buenos empleados y que usted sabe que tienen la capacidad de mejorar y tener éxito.

Resumiendo todo

Estas tácticas pueden ayudarte a hablar con un negativo - pesimista. No son malas personas para estar cerca si son cambiantes; sin embargo, algunos negativos - pesimistas están atascados en sus caminos y se niegan a recibir ayuda.

. . .

Estos son más duros, casi imposibles de razonar. Estos son los signos fundamentales de un negativo - pesimista:

- Siempre piensa que lo peor posible puede suceder y sucederá.
- Duda en hacer algo divertido u original.
- Es una persona negativa en todos los sentidos.

No dejes que las personas amargadas e infelices te arrastren a su nivel. En su lugar, usa su comportamiento como un ejemplo de cómo no comportarse y agradecer que no se parezca en nada a ellos.

3

El Alma Rebelde

Greg es el tipo de persona que siempre sigue las reglas. Va a trabajar, va a la escuela y tiende a no meterse en problemas. A pesar de que es un buen tipo, Greg se las arregla para encontrarse en situaciones incómodas, que son el resultado de salir con su amigo Bob. Bob es una persona muy emocionante con la que estar cerca. Le gusta hacer cosas completamente originales y que tienden a ser cuestionables.

Aunque las cosas suelen terminar bien, hay momentos en que Greg cuestiona las intenciones de Bob.

Sí, Bob es una persona muy "cool"; sin embargo, sus emocionantes aventuras tienen un costo. Bob toma muchos riesgos innecesarios. Por ejemplo, Bob es todo un demonio de la velocidad. Con frecuencia supera las 90 mph solo por la emoción de ir rápido.

Tuvo varias multas, le suspendieron la licencia e incluso estuvo en algunos accidentes. A pesar de todas estas ocurrencias, todavía continúa acelerando.

Le gusta realizar otras actividades ilegales, como pintar edificios con aerosol, colarse en los cines y, ocasionalmente, tomar algunas barras de chocolate de la tienda sin pagar por ellas. Ha habido muchas veces cuando Greg estaba con Bob y se metió en problemas como resultado del comportamiento negligente de Bob.

Psicoanálisis:

Al principio, parece que el cerebro del alma rebelde está preparado para el peligro, el riesgo y la aventura. Si bien esto es cierto, el descubrimiento posterior muestra que el alma rebelde también está programada para romper las reglas sin preocuparse por el costo de sus acciones. ¿De dónde viene esto?

Probablemente todos podamos recordar una etapa de rebelión mientras crecíamos. Sin embargo, la mayoría de nosotros hemos aprendido que los adultos realmente no pueden actuar de esa manera y aun así ser considerados responsables y maduros. Las almas rebeldes probablemente han obtenido un refuerzo positivo por el mal comportamiento que hace que sigan actuando mal.

Por ejemplo, aunque su maestra la haya castigado, el alma rebelde pensó que valía la pena escribir palabras obscenas en la pizarra blanca porque todos sus compañeros se rieron y la alentaron.

Por otro lado, un alma rebelde puede haber sido condicionada en el hogar por la crianza de los hijos, o por la falta de ella. Si Bob no recibía la atención que anhelaba de su papá cuando era niño, podría haber actuado para llamar la atención (lo más probable es que no obtuvo la atención positiva que quería a través de esa acción y, sin embargo, continuó rebelándose, creando un círculo vicioso). Una vez que el cerebro está conectado, continuará volviendo a lo que se le enseñó, hasta que se vuelva a cablear para actuar de otra manera. Bob sigue rebelándose para llamar la atención de sus amigos como adulto, aunque no se da cuenta de que hay otra forma menos arriesgada.

Si bien algunos pueden sugerir que las personas están programadas para ser rebeldes (para lo cual los investigadores tienen datos), también es bueno saber que la rebelión es parte de nuestra crianza y crecimiento. Cuando un adulto se rebela, puede ser porque psicológicamente todavía se está revelando contra algo o alguien, o porque está huyendo de algo o alguien. Si Bob, de adulto, sigue siendo el alma rebelde que intenta meterte en problemas, es posible que esté huyendo del llamado a ser un adulto responsable y maduro.

Además, algunas almas rebeldes se han enseñado a sí mismas a través de la repetición durante su niñez y adultez temprana que el comportamiento rebelde es divertido o llama la atención, y les ayuda a hacer amigos. Eventualmente, descubrirán que la mayoría de sus amigos (a menos que también sean almas rebeldes) desean relaciones adultas, no la rebelión adolescente.

¿Cuál es el problema aquí?

Bob es a lo que me gusta referirme como un alma rebelde.

Es muy divertido estar con un alma rebelde y tiende a ser el alma de la fiesta. Este es un buen cambio con respecto a los dos tipos anteriores. Sin embargo, el alma rebelde es peligrosa porque no respeta las reglas. Hacen lo que quieren y les importan poco las consecuencias de sus actos.

Por esta razón, no es prudente invertir mucho tiempo en un alma rebelde. Lo más probable es que termines pasándolo bien, pero también te meterás en muchos problemas en el proceso. Si descubres que estás tratando con un alma rebelde, aquí hay algunos consejos sobre cómo puede manejar la relación.

Mantente racional

Uno de los mayores problemas con el alma rebelde es que tienen un complejo de invencibilidad. Piensan que pueden hacer lo que quieran y que no habrá consecuencias de sus acciones. Desafortunadamente, no podrían estar más equivocados. Todo lo que hacemos tiene consecuencias, por lo tanto, es importante que sigas siendo racional cuando estés con un alma rebelde.

Piensa en tus acciones antes de actuar. Si te sugieren escabullirte de clase temprano, detente y piensa: ¿Es una buena idea? ¿Qué podría pasarme si decidiera hacer esto?

. . .

Siempre asegúrate de estar pensando claramente en la situación antes de hacerlo. El alma rebelde está dispuesta a correr riesgos locos y no le importa el costo porque está en su personalidad. ¿Estás dispuesto a hacer eso?

Aprende a decir no

Aunque no siempre se ve como algo "cortés", es lo más lógico. Cuando el alma rebelde viene a ti con una petición loca, está perfectamente bien decirle que no. Si realmente valoran tu compañía, entonces respetarán tus deseos. La tóxica alma rebelde intentará hacerte cambiar de opinión. Harán todo lo que esté a su alcance para que los sigas.

No te rindas. Recuerda, estamos hablando de tu vida. No querrás estropearlo porque una persona te dio una idea loca y la aceptaste. Si decir que no, no funciona, vuelve al consejo anterior.

Dales otras opciones.

Principalmente, deseas desviar tu atención a otra cosa para que ya no quieran hacer la acción extrema. Por ejemplo, supongamos que Bob quiere entrar en una antigua zona de construcción que está marcada como "prohibido el paso".

Al principio, parece que podría ser interesante, pero luego Greg recuerda que hay una multa por traspasar la propiedad. Podría sugerirle a Bob que visite una casa embrujada o algún otro tipo de edificio que no esté marcado como "prohibido el paso". En lugar de decirle directamente a Bob que no, Greg solo sugirió algo similar que no era tan arriesgado.

Conversando con un alma rebelde

Conversar con un alma rebelde es bastante normal hasta que los momentos en los que tienes que apegarte a tus valores en lugar de seguir sus travesuras. Aquí hay un par de ideas sobre cómo hacerlo.

Primero: habla sobre sus valores fundamentales. Si estás tratando de seguir siendo amigo de esta persona, debes escucharla verbalmente de ti lo que valoras para que se den cuenta cuando te están empujando a una rebelión. Esto no es una solución para todo. Un alma rebelde continuará haciendo cosas "divertidas" que son arriesgadas, sin embargo, al menos les has hecho saber las áreas en las que no te sientes cómodo cruzando la línea.

. . .

Segundo: pregúntales acerca de sus valores fundamentales. Si estás tratando de ayudarlos a ser menos rebeldes, debes dedicar tiempo a conversar con ellos sobre lo que creen que valoran. Si estás en el trabajo o en la escuela, y tu alma rebelde está pensando en hacer algo controvertido, pregúntale si eso viola algo en lo que crees. Por ejemplo, podrías decir algo como esto: "Ken, te conozco". Estás pensando en saltarte clases toda la semana y hacer un viaje por carretera.

¿No crees que eso podría afectar tus calificaciones este semestre ya que tenemos exámenes parciales esa semana? Si Ken valora sus calificaciones (o el título que obtendrá después de graduarse), se replanteará la posibilidad de faltar a clases. Si no, al menos puede volver a recordarle que valora aprobar sus clases para poder graduarse y conseguir un buen trabajo. Entonces está fuera de tus manos.

Tercero: mantente fuerte.

En conversaciones en las que te sientas presionado por un alma rebelde, mantente fuerte y háblale con confianza.

. . .

Como se mencionó anteriormente, puedes usar distracciones para evitar ser absorbido por su rebelión. Habla de otra cosa, para que su atención se desvíe de la tentación de rebelarse. Cuando converses con él o ella, muéstrale buenos ejemplos a seguir y cómo eso los beneficiaría. Mientras que el alma rebelde ama la diversión y no le importa el costo, tú puedes mostrarles que pueden divertirse sin ningún costo peligroso y que pueden beneficiarse mejor ya que no se meterán en problemas ni serán multados o despedidos.

Acercándote al Conflicto. Si estás en algún tipo de relación con un alma rebelde, no podrás evitar el conflicto, a menos que estés de acuerdo con todas sus ideas (supongo que no lo harás a menos que te guste la idea de meterse en problemas como un adolescente rebelde). A continuación se presentan algunas sugerencias a la hora de enfrentarse al alma rebelde.

No les des un ultimátum a menos que tengas que hacerlo.

Las almas rebeldes son... rebeldes. Si les dices que si no cambian vas a dejar de ser su amigo, actuarán como si no les importara. De hecho, probablemente buscarán a alguien más para que sea su amigo.

Eso puede ser lo que necesitas si es una mala influencia, pero eso no resolvió ningún conflicto, y si tienes que ver a esta persona regularmente será peor para ti.

Pregúntales por qué hacen lo que hacen. Mira cuál es su razonamiento. Puede que no obtengas una muy buena respuesta, pero abrirá la puerta para hablar de por qué haces lo que haces y por qué eliges no hacer ciertas cosas que considerarías rebeldes.

Pide algo pequeño. Si tienes un conflicto con un alma rebelde, especialmente si trabajan juntos, pregúntales si pueden enfocarse en un área. Por ejemplo, puedes solicitar que se concentren en no faltar a la reunión obligatoria semanal, ya que perjudica a todo el equipo. De esa manera, con suerte, podrás alentarlos mientras hacen esa pequeña cosa, y es posible que estén dispuestos a mejorar más con el tiempo.

Ten en cuenta que no tienes que ser amigo de un alma rebelde tóxica. Sin embargo, es bueno saber cómo lograr conversar con uno, si entras en contacto con uno regularmente o si estás tratando de navegar una amistad con uno.

Resumiendo todo

· · ·

Puede ser divertido estar cerca del alma rebelde; solo debes asegurarte de que la diversión no te cueste la cordura, la seguridad, la libertad o la vida. Estas son algunas formas rápidas de identificar un alma rebelde:

- Tiene un gran problema con la autoridad.
- Constantemente busca hacer cosas aventureras, peligrosas o ilegales.
- No tiene en cuenta las consecuencias de sus acciones.
- No le importa a quién traen consigo en sus aventuras o qué les sucede a estas personas.

Solo vas a ser tan bueno como las personas con las que te rodeas, así que sé lo suficientemente valiente como para dejar ir a aquellos que siguen agobiándote.

4

El Oportunista

Rogelio es uno de los asociados con mayores ventas en su compañía de seguros. Los clientes lo aman; se lleva bien con sus compañeros de trabajo y los supervisores dicen que es fácil trabajar con él. Solo lleva seis meses en su empresa actual y ya está en camino de conseguir un ascenso. Su éxito no pasa desapercibido.

Hagrid ha estado observando a Rogelio desde que llegó. Al principio, Hagrid no le dijo ni una palabra a Rogelio. De hecho, actuó como si Rogelio no existiera, excepto cuando se vio obligado a interactuar con él durante las reuniones de personal. Sin embargo, después de que Rogelio comenzó a recibir mucha atención en el trabajo, Hagrid comenzó a actuar de manera diferente con él. Ahora le habla a Rogelio cada vez que lo ve. Hace un esfuerzo por invitar a Rogelio a almorzar. Hagrid incluso viene al escritorio de Rogelio periódicamente a lo largo del día solo para entablar una conversación educada.

Curiosamente, la mayoría de las conversaciones de Hagrid con Rogelio consisten en discutir cuál era el secreto de Rogelio para hacerlo tan bien con las ventas y qué haría por Hagrid si consiguiera el ascenso que parecía estar en camino para Rogelio.

Aunque Rogelio se sintió halagado por su nuevo amigo, no pudo evitar preguntarse si sus intenciones eran integrales o no.

Psicoanálisis:

El oportunista es encantador pero manipulador. Parte de este rasgo podría provenir de su personalidad natural. Aunque es cambiante, las personas con personalidad colérica o tipo A pueden ser más oportunistas. Ven lo que quieren y sacan provecho de cualquier cosa y cualquiera que puedan para conseguirlo. Son testarudos, les gusta estar a la cabeza y planean conseguir lo que sea que se propongan.

Sin embargo, pueden.

. . .

Fuera de la personalidad, un oportunista probablemente haya crecido aprendiendo que él o ella tiene que cuidarse a sí mismo y hacer su propia suerte. Una oportunista puede tener eventos en su pasado que se vinculan inconscientemente con cuidarse a sí misma sin tener en cuenta a quién está usando en el camino.

Hagrid creció en un hogar en el que no tenía mucho que llamar propio. Tuvo que trabajar para todo y le enseñaron a valerse por sí mismo por todos los medios posibles.

Sus padres querían algo mejor para él y lo alentaron para tener éxito en la vida. Hagrid no quería defraudar a sus padres y, durante su infancia, aprendió a encontrar formas inteligentes de obtener lo que quería o necesitaba para tener éxito.

Ahora, como adulto, Hagrid no detiene sus formas oportunistas. Cuando habla sin problemas y hace cumplidos, hace que la gente lo quiera. Cuando logra agradar a la gente, obtiene lo que quiere, ya sea en el lugar de trabajo o en su vida personal. Cuando consigue lo que quiere, se siente feliz y satisfecho, mejor que cuando era niño. El oportunista puede tener un pasado difícil, pero eso no permite su comportamiento manipulador en el presente. Su cerebro está programado para hacer lo que sea necesario para cuidarse a sí mismo, sin tener mucho en cuenta a los demás.

Esta es una receta para el desastre en cualquier tipo de relación, y no debes dejarte estancar en ningún tipo de relación con una persona oportunista.

¿Cuál es el problema aquí?

Rogelio es alguien con quien todos nos encontraremos en algún momento de nuestras vidas: un oportunista. El oportunista es alguien que aparece cuando hay una oportunidad de beneficiarse. Tienden a ser muy amigables y serviciales al principio; pero tan pronto como consiguen lo que quieren, desaparecen. Lo peligroso de los oportunistas es que tienden a ser muy pacientes. En otras palabras, esperarán años si tienen que recibir cualquier beneficio que crean que posees.

Juliana del primer capítulo muestra signos de ser una oportunista. Ella no necesariamente tiene que preocuparse por el hombre con el que está saliendo. En cambio, su objetivo era obtener tantos beneficios como fuera posible de él.

. . .

Para ella, el beneficio era dinero, ropa y joyas. En la situación de Rogelio y Hagrid, el beneficio fue un aumento en el volumen de ventas junto con la posibilidad de una posición más alta. Hagrid no quería ser amigo de Rogelio hasta que vio que Rogelio podía ayudarlo a alcanzar rápidamente una meta en particular.

A diferencia de las personas tóxicas anteriores con las que hemos tratado, nunca, bajo ninguna circunstancia, debes familiarizarse con un oportunista. Siempre tendrán malas intenciones y no hay nada que puedas hacer por esa persona.

No debes tratar de razonar con un oportunista porque son simplemente demasiado astutos. Tratarán de encontrar una manera de torcer las cosas para que no parezcan ser lo que realmente son. No puedo enfatizar lo suficiente lo importante que es distanciarse de este tipo de persona tóxica.

Sin embargo, solo porque decidas no ser su amigo, eso no significa que no te verás obligado a entrar en contacto con ellos. El lugar de trabajo es probablemente uno de los lugares más comunes para encontrar uno. Para esas situaciones, aquí hay algunos consejos sobre cómo tratar con el oportunista.

· · ·

No caigas en sus trucos

Los oportunistas tienden a ser muy inteligentes y manipuladores. Eso es lo que los hace tan peligrosos. Usan su encanto e inteligencia para sacarte cualquier cosa que les plazca. Mantente alerta. Si te encuentras con un nuevo amigo cuando algo bueno llega a tu vida, es muy probable que estés tratando con un oportunista.

Lo mejor que puedes hacer es mantener la cabeza tranquila y tratar de no dejar que la atención te afecte. Siempre detente y piensa: ¿cuál es la verdadera razón por la que esta persona quiere ser mi amiga?

¿Recibió un gran ascenso, ganó la lotería o compró pases de temporada para un equipo deportivo deseable? No dejes que el oportunista se abra camino en tu vida.

Cuando veas uno, corre

Si nota claramente que alguien es un oportunista, hazte un favor y déjalo en paz. No pierdas tu tiempo tratando de negociar con ellos o incluso siguiéndoles el juego como si no supieras cuáles son sus verdaderas intenciones. El tiempo que pasa interactuando con un oportunista puede pasarlo con alguien que se preocupa por usted y su bienestar. Pon la otra mejilla y déjalos en paz.

No explotes

Habrá momentos en los que te encuentres con un oportunista que es muy engañoso. Incluso pueden tener éxito en obtener lo que sea que quieran de ti. Tu primera inclinación será vengarte de ellos. Vengarse puede significar pelear, chantajear o vengarse. No desperdicies tu energía.

Llega un momento en la vida de todos cuando él o ella se da cuenta de que su juicio no fue claro y que alguien los engañó para que creyeran algo que no era cierto.

En lugar de insistir en ello o castigarte por ello, lo mejor que puedes hacer es dejarlo ir. Eres humano. Todos cometemos errores, y todos hemos sido engañados de alguna manera o forma. No permitas que el Oportunista tenga ese poder sobre ti. Perdónalos rápidamente y sigue con tu vida. Lo que va, vuelve, y es sólo cuestión de tiempo antes de que el oportunista coseche lo que ha sembrado.

Conversando con un oportunista

Si eres amigo de un oportunista, deberás aprender a hablar con él. Si no necesitas serlo, no seas amigo de esa persona.

No se puede confiar en ellos. Sin embargo, aquí hay algunos consejos de conversación para hablar con un oportunista.

Primero, cuando hables con un oportunista, ten en cuenta que estás usando sus palabras para beneficiarte a ti mismo y llámalo. Cuando estás conversando con un oportunista, está bien cuestionar sus motivos en voz alta. Por ejemplo, si tiene un compañero de trabajo que no empezó a hablar contigo hasta que se dio cuenta de que estaba "bien" con el supervisor de su equipo, díselo. Di algo alegre pero sincero: "Oye, James, nunca habíamos hablado mucho antes de que descubrieras que Mark y yo somos amigos. ¿Qué pasa con eso, hombre?".

. . .

Cuando responda, puedes presionarlo para obtener más detalles. Sé cortés pero persistente para descubrir lo que el oportunista realmente quiere de ti.

Segundo, si sabes que un oportunista es solo tu amigo para obtener algo de ti, déjalo en claro que eso no va a suceder (a menos que esté dispuesto a permitirle que te haga eso a ti, pero todo este libro trata sobre plantarle cara a la gente tóxica...). Di algo como esto: "Mira, sé qué esperas beneficiarte de nuestra amistad, pero no me gusta que me utilicen". Puedes terminar con un oportunista que ha cambiado de opinión, pero si no, al menos ha dejado las cosas claras.

Tercero, protégete de sus tácticas. Cuando estés hablando con un oportunista, ten cuidado con su encanto y carisma.

Los oportunistas son engañosamente amigables porque están tratando de sacarte algo. Estate dispuesto a ser sincero con ellos. Diles que "no" o diles que solo te interesan las amistades que van en ambos sentidos. Encuentra maneras de hacerles saber que no va a ser utilizado por ellos y estate dispuesto a decirlo en voz alta (de lo contrario, no lo sabrán).

. . .

Este tipo de persona tóxica es una de las más peligrosas porque son mañosas y manipuladoras.

Por eso es necesario que puedas reconocer a un oportunista cuando lo veas, poder hablar con él sin que se aproveche de ti y poder eliminarlo de tu vida cuando sea posible.

Acercándote a un conflicto: esto puede ser un negocio aterrador. El oportunista es magnífico con sus palabras y puede hacerte sentir rápidamente que todo es culpa tuya, o puedes explicar lo que pensabas que era el problema. No permitas que lo engañen para que retroceda ante la confrontación. Aquí hay algunas formas de enfrentarte pacíficamente a un oportunista:

Felicítalos. Aunque no se parecen en nada a los negativos - pesimistas, es bueno comenzar con algo positivo cuando se habla con un oportunista. Comenzarán a bajar la guardia y es posible que te escuchen cuando te enfrentes a ellos en lugar de tratar de hacerlo girar de una manera que los haga quedar bien y tú te veas mal. Encuentra algo bueno que decir acerca de ellos primero, y luego dirigiste a lo que realmente necesitas hablar.

Pregúntales qué quieren sinceramente de la relación. Con palabras amables y sin pretensiones y un lenguaje corporal, pregunta qué espera obtener el oportunista de la relación que comparten. Si se trata de una relación romántica, pregúntales a dónde ven que va la relación y qué sienten.

¿Se dan cuenta de lo que están haciendo? ¿Realmente quieren una relación duradera?

Se pueden usar preguntas similares para amistades y relaciones laborales, para averiguar qué busca ganar el oportunista.

Saber cuál es su objetivo puede ayudar a solucionar el conflicto porque puede optar por trabajar con ellos y ayudarlos dándoles lo que quieren, o explicar por qué no les va a dar lo que quieren, lo que les ayudará a establecer límites para situaciones futuras.

Tener un tercero allí. Esto ayudará enormemente a que no se dé la vuelta por lo que el oportunista trata de insistir que es la verdad. Si te enfrentas a un empleado que te está utilizando, has que otro empleado o supervisor esté allí para validar lo que está diciendo y cómo responde el oportunista. Nunca está de más tener un mediador que intervenga, escucha a ambos lados del conflicto y luego ayuda a ambas partes a llegar a un acuerdo o conclusión.

. . .

Resumiendo todo

Los oportunistas pueden ser muy peligrosos y deben evitarse por completo a toda costa. Este tipo de persona tóxica puede ser complicado, así que tómate un momento para ver algunas de las formas de detectar uno:

- Solo aparece cuando las cosas van bien.
- Hace demasiadas preguntas sobre cómo lograste tu nuevo éxito.
- Parecía salir de la nada, queriendo ser tu amigo.
- Pasa muy poco tiempo contigo fuera de un contexto en particular.
- Pide artículos materialistas.

No puedes cambiar a alguien que no ve un problema en sus acciones.

5

El Síndrome De Peter Pan

Hanna es una de las personas más responsables de su familia. Era la mayor de sus tres hermanas. Así que, naturalmente, ella creció teniendo mucha responsabilidad. Su madre era soltera y tenía dos trabajos, lo que dejaba a Hanna a cargo de cocinar, limpiar y asegurarse de que cuidaran a sus hermanas. No le importó ayudar, pero no se quejó cuando su madre se casó y tuvo un padrastro que asumió parte de la responsabilidad.

Una vez que Hanna creció, consiguió un trabajo en una tienda de ropa donde conoció a Fred. Fred era un buen hombre y venía regularmente al almacén para hacerle compañía a Hanna. A medida que pasaba el tiempo, Hanna descubrió que empezaba a sentir algo por Fred y quería entablar una relación. Una vez que Fred se enteró, inmediatamente aprovechó la oportunidad e incluso sugirió que se mudaran juntos. Solo había pasado un mes, pero sentía que conocía a Fred y estaba lista para dar ese paso.

Menos de una semana después de mudarse juntos, Hanna comenzó a notar algunas cosas sobre Fred. En primer lugar, descubrió que él no sabía cocinar. Por lo tanto, Hanna se encontraba preparando comidas todos los días cuando llegaba a casa del trabajo. Hanna estaba frustrada, pero aun así no dijo nada. En segundo lugar, notó que Fred siempre estaba en la casa. Llegó a descubrir que Fred ni siquiera tenía trabajo. Su idea de trabajar era jugar un videojuego contra otros jugadores en su consola de juegos todo el día para ganar dinero rápido. Esto molestó a Hanna, pero aun así, ella actuó como si todo estuviera bien. No solo no tenía trabajo, sino que siempre les sugería cosas que hacer como si tuviera uno. En otras palabras, saldrían a alguna parte y él esperaría que ella pagara la cuenta.

Cuando finalmente reunió el coraje para preguntarle al respecto, él respondió que estaba acostumbrado a que alguien más hiciera las cosas por él y que estaba perfectamente satisfecho con eso. Debido a sus instintos maternales, Hanna había estado cuidando a un hombre adulto y no se había dado cuenta.

Psicoanálisis:

Peter Pan ha sido entrenado para no hacer las cosas por sí mismo (o ella misma). Peter Pan creció con un padre o un hermano que lo cuidaba y hacía cosas por él, desde las tareas domésticas hasta la tarea, desde gastar dinero hasta lavar la ropa.

El cerebro de este tipo de persona está diseñado para ser feliz y divertirse, no se preocupan por ser responsables o se preocupan realmente por cualquier cosa.

Al imaginar a Fred como un niño, puede haber sido el niño más pequeño que tenía un hermano mayor que disfrutaba cuidándolo. Tal vez tenía una hermana con una personalidad cariñosa. A ella no le importaba hacer cosas por él. A medida que crecían, bromeaban al respecto y, aunque a veces no le gustaba, sentía que necesitaba seguir ayudando a Fred porque era para lo que ambos habían sido condicionados. Fred pedía ayuda con su escritura porque su hermana era mejor escritora. No le importaba porque se sentía bien de poder ayudar a su hermano menor. No era algo malo, era una buena hermana mayor. No se dio cuenta de que no estaba permitiendo que Fred intentara, fallara y volviera a intentarlo por su cuenta.

. . .

Fred no pensó en nada de su infancia, pero como adulto, inconscientemente buscó mujeres que también lo cuidaran.

Es un chico dulce, pero realmente nunca aprendió a tomar decisiones adultas. Su enfoque es pasar un buen rato y ser feliz.

No han madurado porque no fueron entrenados para hacerlo. Peter Pan siempre tuvo a alguien que la rescatara. No tienen que preocuparse por mucho en la vida y siempre pudieron concentrarse en divertirse. Peter Pan realmente no puede evitar la forma en que él o ella ha sido moldeado por la vida. Sin embargo, su cerebro debe ser entrenado para ser realmente responsable en lugar de ser un niño para siempre.

Si bien las estrategias de crianza pueden tener algo de culpa, un adulto que actúa de esta manera necesita desarrollar una estrategia mental para romper estos malos hábitos y formar una nueva forma de vida más responsable.

Entonces, ¿cuál es el problema aquí?

. . .

Federico es un Peter Pan. Si no está familiarizado con la historia, Peter Pan es un personaje ficticio que no crece. De hecho, está atrapado como un niño mientras permanezca en un lugar llamado Neverland. Los Peter Pan del mundo real son muy similares en el sentido de que no tienen ningún deseo de actuar con madurez, y su "Nunca Jamás" está en sus cabezas. El Peter Pan, como el alma rebelde, es muy divertido estar cerca. Pueden parecer amigables y muy agradables.

Sin embargo, son personas a tener en cuenta. Los Peter Pan tienen la opción de crecer y vivir en el mundo de los adultos, simplemente eligen no hacerlo.

Son inmaduros, carecen de responsabilidad y, en última instancia, no tienen ningún deseo de hacer nada por ellos. Disfrutan que otros los cuiden y no intentan hacerlo por sí mismos. Si descubres que te has hecho amigo de un Peter Pan, aquí hay algunos consejos para ayudarte a manejar la relación.

No les des lo que quieren

La forma más fácil de lidiar con un Peter Pan es golpearlo donde más le duele: sus recursos (o la falta de ellos). Si

deja de darles las cosas que quieren y deja de cuidarlos, entonces harán una de dos cosas:
1) Encontrarán a alguien que los cuide, o
2) Harán algo por sí mismos.

No hay nada peor que ser utilizado por alguien que te importa, y Peter Pan lo intentará si se lo permites. Deja de permitir que te utilicen. Prometo nunca darles lo que quieren de nuevo.

Empújalos a hacerlo mejor

Hay momentos en que un Peter Pan ni siquiera sabrá que es un Peter Pan. Si esto te sucede, entonces tienes que hablar con ellos.

Hazles saber que tienen que crecer y asumir alguna responsabilidad porque no serán atendidos para siempre. Si no tienen trabajo, haz que lo consigan. Si están viviendo en tu sofá, comienza a buscar en internet algunas habitaciones que puedan alquilar. Si no saben cocinar, dirígelos a alguna aplicación o consígueles un libro de cocina. En la era tecnológica de hoy, no hay excusa de por qué alguien sin discapacidad no puede ganarse la vida decentemente y cuidar de sí mismo.

. . .

Al principio, es posible que te encuentres con algún rechazo por parte de tu Peter Pan. Después de todo, los viejos hábitos tienden a morir. Eso es completamente razonable.

No te desanimes. Es importante que sea constante y persistente. Vuelve al primer consejo y promete dejar de hacer cosas por ellos. Continúa haciendo sugerencias sobre cómo pueden mejorar hasta que comience a ver resultados.

Recuerda, tú eres el responsable de tratar de ayudar a tu amigo o a tu pareja a mejorar.

Patéalos a la acera. Si llegas al punto en que tu Peter Pan simplemente no está tratando de hacer nada para crecer, puede ser mejor dejarlo ir. No, no eres considerado un fracasado. No, no hiciste nada malo.

Es importante tener en cuenta que la única forma segura de que alguien pueda cambiar es si necesitan cambiar. Tienen que desearlo lo suficiente para ellos mismos.

. . .

El hecho de que seas amigo de alguien no significa que estés obligado a llevarlo por el camino correcto. Claro, nos encantaría ser la persona que ayude a alguien a crecer y ser más responsable, siendo realistas, ese no siempre será el caso. Al final del día, no necesitas a alguien en tu vida de quien te veas obligado a cuidar, no porque no pueda cuidar de sí mismo, sino porque quiere que tú lo hagas.

Conversando con un Peter Pan

Si eres amigo de un Peter Pan y estás pensando en continuar tu relación con él o ella, necesitas aprender a hablar con ellos.

Primero. Ser capaz de darles ejemplos de su comportamiento. Si estás frustrado con la forma en que están actuando, tomándote a ti, actuando de manera inmadura, sin preocuparte por dedicarte a nada que valga la pena, necesitas decirles y darles ejemplos específicos para que puedan ver cómo son realmente. Algunos Peter Pan no se dan cuenta de que siguen actuando como niños en casa.

. . .

Un par de conversaciones significativas con ellos pueden mostrarles que necesitan cambiar.

Segundo. Háblales como si fueran adultos. Los Peter Pan no son realmente niños. No cedas a su mentalidad de inmadurez y falta de responsabilidad. Di algo como esto: "Peter, veo que todavía no has limpiado tu mitad del dormitorio.

No soy tu mamá, y si no limpias, es posible que tenga que llamar a la tuya para patearte el trasero".

Tercero. Estate dispuesto a tener conversaciones difíciles. Con un Peter Pan, tienes que poder decir las cosas como son. Esto puede no solo incluir ejemplos de comportamiento, sino también imaginar cómo será su futuro en el futuro si no cambian en absoluto. Descríbelo para ellos y continúa hablándoles sobre su problema y las formas de mejorarlo.

Acercándote al conflicto. Si eliges seguir cuidando al Peter Pan en tu vida y te sientes feliz haciéndolo, es posible que nunca te enfrentes a un conflicto. Sin embargo, si deseas la mejor vida para ti, le sugiero que uses estas ideas conversacionales para enfrentarlas pacíficamente y, al hacerlo, enriquecer tu propia vida.

Hazles saber que no todo es su culpa. Peter Pan puede ponerse a la defensiva si solo le echas toda la culpa a ellos.

Es posible que no estés dispuesto a admitir que tienes algún tipo de problema o que existe algún conflicto entre ustedes dos. Verbaliza que sabes que puede deberse a cómo fueron criados, pero también verbaliza que todos debemos aprender a ser adultos y hacer cosas de adultos.

Apúntalos en la dirección correcta. ¿Nunca han tenido que hacer las cosas por sí mismos? Dales ideas sobre cómo empezar. Habla con ellos sobre las áreas que necesitan mejorar y ayúdalos a encontrar una manera de comenzar.

Peter Pan será terco si parece demasiado difícil de cambiar. ¿Por qué no encontrar a alguien más que lo cuide y le permita divertirse? Muestrales una manera simple de comenzar, como lavar sus propios platos o hacer una lista de verificación de su lista de tareas diarias en el trabajo.

. . .

Lávate las manos de responsabilidad. Esto puede sonar duro; sin embargo, debes informarles, para que sepan, que tú no eres responsable de ellos. Si es un compañero de cuarto que no está haciendo su parte, bríndale un cronograma y una clara mejora deseada para que sepa qué se espera de él si van a continuar viviendo juntos.

En cualquier relación con un Peter Pan, una vez que hayas hecho todas estas cosas para eliminar el conflicto actual, las rupturas futuras determinarán una mayor cantidad de acciones a tomar, como hacer que se mude o que abandone la relación.

Recuerda, no estás atado a un Peter Pan de por vida. No es tu culpa por cómo crecieron o por cómo actúan ahora como adultos. Si son demasiado tóxicos, no es tu trabajo sacrificar tu felicidad para tratar de cambiarlos. Puedes ayudarlos, pero en última instancia, debes hacer lo que sea mejor para ti en tu propio viaje de vida.

Resumiendo todo

Esencialmente, los Peter Pan son tóxicos porque son equivalentes a una sanguijuela amistosa. En otras palabras, son muy agradables, pero te dejarán seco. Le quitarán sus recursos e incluso su cordura por el estrés de tener que cuidarlos. Recapitulemos algunas de las señales de que estás tratando con un Peter Pan:

- Le gusta hacer cosas infantiles como reproducir videojuegos todo el día.
- Permitir que otros se encarguen de ellos.
- Sin trabajo o forma percibida de cuidarlos.

La gente te **INSPIRA**, o te **DRENA**. Elígelos sabiamente.

6

Estancado

Karol era parte de un grupo de amigos que se conocían desde que estaban en la escuela secundaria. Permanecieron cercanos durante la escuela secundaria y prometieron mantenerse en contacto sin importar dónde terminaron. La mayoría soñaba con ser doctores, abogados, instructores de fitness, todos, excepto Breanna. Breanna no tenía mucho empuje y, por el momento, estaba perfectamente contenta de trabajar en una tienda de ropa. No sabía lo que quería hacer, pero tampoco se esforzaba mucho por averiguarlo.

Después de que Karol se graduó de la escuela secundaria, fue a la universidad, le fue bien y consiguió un trabajo en su campo de farmacia. Había logrado alcanzar una de sus metas y estaba bien encaminada para trabajar hacia la siguiente. De vez en cuando, Karol iba a casa y visitaba a sus viejos amigos. Todos ellos se habían ido a sus respectivos campos para tratar de hacer realidad sus sueños a excepción de Breanna.

Habían pasado cuatro años y Breanna seguía trabajando en el mismo puesto de medio tiempo en una tienda de ropa. Se había mudado de la casa de sus padres, pero seguía haciendo lo mismo que hacía antes de que Karol se fuera.

Psicoanálisis:

Una persona estancada parece estancada en la vida.

Realmente no tienen una pasión forzada por nada. Esto, piensan los psicoanalistas, puede provenir de una gran cantidad de fuentes, la mayoría vinculadas a experiencias pasadas. A medida que el estancado creció, ¿se encontraron con una gran decisión que les resultó contraproducente?

¿Encontraron pérdida? ¿Alguien en una relación los lastimó? ¿Tuvieron muchos cambios en su infancia? ¿Se burlaron de ellos por tener grandes sueños? Todas estas situaciones y otras pueden hacer que una persona se estanque en el camino de su vida.

. . .

Piensa en Breanna como una niña. Breanna era la hija del medio. Su hermana mayor era decidida y exitosa en todo lo que hacía. Su hermana menor estaba mimada y adorada.

Breanna estaba en el medio, no la hija favorita ni la hija exitosa, solo la hija del medio.

Cuando era joven, su familia se mudó y tuvo que dejar todo lo que conocía.

No era buena para hacer amigos y le tomó mucho tiempo sentirse cómoda en su nuevo hogar, escuela y ciudad. No quería volver a pasar por todo eso, así que se quedó después de haberse graduado. En realidad, nunca la empujaron a hacer nada grandioso y, aunque no la mimaron, no tenía grandes aspiraciones.

Como adulto, este tipo de persona simplemente continuará en cualquier trabajo en el que se haya quedado atrapado, con cualquier amigo que pueda hacer, aparentemente bien con quedarse donde está. Sus cerebros no han sido programados para desafiarse a sí mismos; de hecho, sus cerebros han sido programados para quedarse con lo que es cómodo y seguro. Nunca realmente "hacen", solo hablan de "hacer".

. . .

Es más seguro y requiere menos energía y piel en el juego.

Entonces, ¿cuál es el problema?

Desafortunadamente, Karol ha sido amiga de un estancado.

El estancado, como su nombre lo indica, es una persona que está estancada o no cambia. Si bien no hay nada necesariamente malo con ellos en cuanto a personalidad, ellos todavía tienen el potencial de ser muy tóxicos para su vida.

¿Conoces la frase "elige a tus amigos sabiamente porque terminarás actuando como ellos"? El estancado es peligroso por esa misma razón. Si pasas demasiado tiempo con ellos, entonces hay una alta probabilidad de que puedas llegar a ser como ellos. No debes ser engañado. Esto sucede mucho más a menudo y a las personas les cuesta darse cuenta.

Los estancados son el tipo de personas a las que les gusta hablar sobre lo que van a hacer, pero no lo cumplen. Todos son charla. Incluso llegarán a hacer planes falsos sobre cómo lo harán. Sin embargo, al final, nunca hacen nada. Continúan viviendo su vida de la misma manera y no hacen nada para cambiarla.

Los estancados y Peter Pan pueden sonar muy similares.

Ambos son amables y agradables. La diferencia fundamental entre los dos es que una persona estancada es más madura y ya está bien sin usar a los demás; simplemente no tienen ninguna aspiración de hacer más. Un Peter Pan es como un niño: no hace nada y no quiere hacer más. Ambos tienen el potencial de ser muy tóxicos en las relaciones.

Aquí hay algunas cosas que puedes hacer para manejar tu relación con un estancado.

No sigas su ejemplo
Este es el consejo más importante de toda esta sección.

Si decides seguir siendo amigo de un estancado después de identificar quiénes son, debes tener en cuenta que no quieres ser como ellos. Habrá momentos en los que la vida del estancado parezca sencilla. Es simple por una razón: no hay presión para hacerlo mejor. No querrás terminar arrepintiéndote de no alcanzar tus metas cuando tuviste la oportunidad.

No te dejes atrapar por la influencia del estancado. No esperes. No pares. Continúe esforzándote para tener éxito.

No te permitas convertirte en un estancado.

Sacarlos de esa mentalidad

Si realmente valoras tu amistad, puedes intentar sacar a tu estancado de ese estado mental inactivo.

Sé honesto con ellos. Comienza explicando por qué es importante que ellos quieran hacer más con su vida. Asegúrate de darles algunos de los beneficios de seguir adelante, y también agrega algunas desventajas para permanecer igual por el resto de tu vida. Siéntete libre de usarte como ejemplo si tienes una historia de éxito.

. . .

Si no, está bien. Solo asegúrate de explicar todas las cosas positivas que surgen de su camino hacia el éxito. Por muy tentador que sea, no les digas lo duro que ha sido tu viaje. Solo los hará sentir que lo que están haciendo actualmente (nada) es lo mejor.

Mantenlos a distancia.

Al igual que Peter Pan, no puedes ayudar a alguien que no busca ayuda. Al tratar con un estancado, puede que te resulte difícil conseguir que siga sus planes. Si esto comienza a causarte demasiado estrés, hazte un favor y sé su amigo a distancia. Nunca, bajo ninguna circunstancia, necesitarás a un estancado en tu vida.

Conversando con un estancado

Si bien no creo que este sea el tipo de persona tóxica más peligroso, son sutiles y, por lo tanto, pueden colarse en tu ámbito de influencia sin que lo sepas. Mientras te proteges de volverte como tu amigo estancado, aquí hay algunas pistas de conversación para que las uses con ellos.

Primero. Habla sobre el futuro. Los estancados están atrapados en el pasado. Si bien es posible que se hayan mudado de la casa de sus padres, en su mente realmente no se han mudado a cosas más grandes y mejores. Están bien simplemente estando donde están en la vida y no les importa mejorar. Lo más probable es que lo arrastren a logros, historias y eventos pasados. Habla sobre lo que sucederá a continuación y anímalos a planificar nuevos logros a los que aspiran.

Segundo. Influir en ellos en lugar de dejar que te controlen.

A los estancados les encanta hablar y nunca actuar. Habla con ellos sobre una meta que actualmente te esfuerzas por alcanzar, o una tarea en la que estás trabajando actualmente, o un ejemplo de algo que planeaste y luego hiciste.

Tercero. Haz buenas preguntas. Cuando hablen de cosas que probablemente nunca harán, hazles preguntas para especificar lo que quieren, lo que esperan lograr o lo que planean hacer.

Cuando los obligan a responder preguntas, tienen que pensar más en la tarea real. A través de preguntas, puedes averiguar si realmente planean hacer lo que dicen, y tal vez puedas alentarlos a terminar realmente lo que dicen que van a hacer. Si no, al menos estabas dispuesto a escucharlos activamente y ayudarlos.

. . .

Acercándote al Conflicto. Cuando se trata de un estancado, incluso una confrontación pacífica puede ser dolorosa. Esto se debe a que al estancado no le gusta nada que lo exija, incluido el conflicto, incluso si es saludable. Los estancados son evitadores. Evitan lo que podría causarles dolor o fracaso o cualquier cosa negativa. Piensan que estar por debajo de la media es mejor que esforzarse por mejorar y posiblemente fallar momentáneamente. Aquí hay algunas sugerencias al tratar de confrontar a un estancado.

Diles lo que quieres. Si tienes una relación con este tipo de persona, lo más probable es que te diga que está bien con todo. Están bien viviendo una vida promedio y probablemente estén bien con las decisiones que tomas. Sin embargo, eso podría generar un conflicto si deseas algo por lo que valga la pena esforzarse porque no lo entenderán o no podrán apoyarte en eso. Si deseas resolver la disputa, tendrás que estar dispuesto a compartir con ellos lo que honestamente quieres de la relación y de la vida para que entiendan por qué te sientes así.

Descubre lo que quieren. Curiosamente, esto puede ser más difícil de sacar de ellos que decirles lo que quieres. Pueden ser capaces de decir mucho, pero ¿lo dicen en serio? Habla acerca de tus metas y sueños reales. Si realmente no quiere nada de la vida, es posible que debas considerar dejar la relación. Si no pueden ser sinceros contigo y compartir lo que desean en el fondo de sí mismos, es posible que también debas considerar irte. Pero primero, trata de confrontarlos pacíficamente acerca de sus sentimientos y deseos.

No dejes que ignoren el problema. Los estancados están tan bien con lo mediocre que se sienten seguros en él; de hecho, ignorarán las cosas que causan olas en sus vidas. Pídeles que se comprometan a sentarse contigo y tener una conversación de principio a fin para resolver el conflicto entre ustedes dos. Hazles saber que no los estás presionando (a ellos no les suele gustar la presión) y pídeles que estén dispuestos a hablar contigo.

No te obsesiones con los estancados. Si eres amigo de uno, trata de ayudarlo a concretar lo que dice que va a hacer, pero no te presiones demasiado. No es tu vida, y no es tu responsabilidad ayudarlos a encontrar el impulso dentro de sí mismos. Preocúpate por tus propias metas, sueños y planes.

Resumiendo todo

. . .

Sí, los estancados pueden ser muy amigables; sin embargo, el peligro radica en dejar que te influencien. A las personas les va mejor cuando están en todo su potencial o están tratando de alcanzarlo. Nada bueno viene de estar estancado. Aquí hay un resumen rápido de las características de un estancado.

- No tiene impulso para mejorar.
- Contento con la mediocridad.
- Habla de hacer cosas, pero nunca las hace.

Los límites son parte del cuidado personal. Son sanos, normales y necesarios.

7

El Aprovechado

Jair trabajaba como empleado de tiempo completo en una tienda de conveniencia. Había estado trabajando en el mismo lugar durante varios años. Veía gente ir y venir todo el tiempo, pero aun así se las arregló para mantener su puesto como supervisor. Recientemente, un chico nuevo llamado Billy fue contratado. Billy tenía excelentes credenciales en su currículum. Había sido el líder en muchos de sus trabajos y parecía ser un verdadero jugador de equipo. Jair lo vio como la incorporación perfecta al equipo.

Al principio, las cosas iban bien con Billy. Apareció, hizo su trabajo y se mantuvo alejado del drama. Muchas veces, Billy incluso se ocupaba de contarle a Jair sobre las diferentes tareas que él y su equipo completaban juntos. Billy estaba en camino de convertirse en una parte integral de la empresa.

Jair no sabía que Billy no estaba tan orientado al trabajo en equipo como él mismo pretendía. Descubrí que Billy había estado haciendo muy poco para ayudar a su equipo a terminar su trabajo. De hecho, los miembros de su equipo incluso dijeron que pasaba la mayor parte de su turno jugando en su teléfono o hablando con otros en lugar de hacer el trabajo. Jair estaba estupefacto. Billy hablaba como si él hubiera estado haciendo la mayor parte del trabajo y llevando a su equipo; sin embargo, estaba haciendo la menor cantidad de trabajo de todos.

Psicoanálisis:

Estudios recientes muestran que la mala crianza ha causado algunos de los gorrones con los que tratamos. Si bien no respaldaré que ese sea el único propósito de los gorrones, diré que juega un papel en ello. A los niños se les debe enseñar cómo hacer las cosas por sí mismos. Si no se les enseña a hacer su propio trabajo y a hacer un buen trabajo, dejarán el trabajo para otra persona cuando lleguen al lugar de trabajo. Si no se les corrige y se les enseña a hacerlo mejor cuando lo hacen mal, no aprenderán a esforzarse por mejorar. Tienes que aprender a trabajar duro en alguna parte. El hogar de tu infancia es el mejor lugar para aprenderlo antes de que seas un adulto.

Además, algunas personas pueden estar más inclinadas que otras a ser gorrones, como alguien que ha tenido una crianza fácil y ha hecho todo por ellos (similar a Peter Pan). Esto también se puede demostrar.

Es posible que Billy creciera en un hogar donde lo cuidaban y tenía todo lo que necesitaba y obtenía todo lo que quería. No estaba necesariamente malcriado, pero estaba bien cuidado. Su madre siempre estaba en casa, por lo que se encargaba de todas las tareas y también disfrutaba ayudando a Billy con sus proyectos escolares, aunque Billy se llevó todo el crédito por ello. Su papá quería que él tuviera una infancia mejor que la que él tuvo, por lo que siempre le dio dinero para gastar con sus amigos. Billy practicaba deportes, por lo que sus padres no lo obligaron a hacer tareas adicionales ni a conseguir un trabajo en la escuela secundaria para que pudiera concentrarse en sus deportes.

También pagaron por el mejor entrenamiento, pero Billy tendía a tomar todo el crédito para sí mismo. Desafortunadamente, esto entrenó el cerebro de Billy para pensar que la gente siempre cuidaría de él y que merecía que lo cuidaran.

. . .

Como adulto, pensó que merecía atribuirse el mérito de las cosas que se hacían, aunque no fuera él quien hizo el trabajo duro. Aunque puede que no sea del todo culpa de ellos, tampoco es culpa tuya que sean unos gorrones. Los gorrones necesitan volver a entrenar sus cerebros para querer trabajar por su recompensa en lugar de robársela a otros trabajadores duros. Si bien puedes alentarlos, no puedes dejarte empantanar por ellos. Hay muchos libros, podcasts, artículos, etc. que ayudan a las personas a mejorar en esta área.

¿Cuál es el problema aquí?

Desafortunadamente, Jair se encontró lidiando con otro tipo de persona que a menudo se encuentra en el lugar de trabajo: el aprovechado. El aprovechado es alguien que tiene la costumbre de tomar el crédito por hacer el trabajo de otra persona. Tienden a tratar de mezclarse con los demás y mantener un perfil bajo para que su falta de participación pase desapercibida. Son excelentes para parecer ocupados; en realidad, no están haciendo nada.

El defecto fatal del aprovechado es que buscan atención o elogios, por lo que siempre se jactarán de las cosas que hicieron, incluso si no fueron ellos quienes realmente las hicieron. Debido a este defecto, siempre serán descubiertos; simplemente puede llevar más tiempo para algunos. Usando a Billy como ejemplo, puede ver cómo una persona puede parecer útil y valiosa, pero confía en otros para hacer el trabajo real. Lo más probable es que su impresionante currículum fuera el resultado del arduo trabajo de otra persona por el cual él se atribuyó el mérito.

La mayoría de las veces, son conscientes del hecho de que están haciendo esto. En raras ocasiones será involuntario.

De todos modos, estos no son el tipo de personas que tú quieres para tener relaciones duraderas. Si descubres que te has visto obligado a asociarte con un aprovechado, aquí hay algunos consejos que puedes usar para ayudar a manejar la relación.

Obligarlos a hacer el trabajo

Esto es lo más importante que puedes hacer cuando se trata de un aprovechado. El mayor problema con este tipo de personas también es el más fácil de resolver: hacer que trabajen. No les des más la oportunidad de aprovecharse de ti o de las personas que los rodean. Ten cuidado: intentarán volver a sus formas de aprovecharse y pasar a un segundo plano cuando haya trabajo que hacer. Hazlos responsables de todo lo que hagan, para que no haya forma de que puedan mentir al respecto. Si tú estás en una posición de gestión, esto debería ser fácil de hacer. Si no es así, ve directamente al siguiente consejo.

Toma el crédito por lo que haces.

Muchas personas encuentran un pequeño problema al hacer esto. Creen que su trabajo debe hablar por sí mismo y que no hay necesidad de contarle a los demás lo que hicieron. Hazte un favor y saca de tu cabeza ese mundo perfecto con el que sueñas. La mayoría de las veces, a las personas no se les da el crédito adecuado por las cosas que hacen.

Ya sea por modestia, falta de comunicación u otra cosa de esa naturaleza, las personas permiten que sus logros no sean valorados. Este es el lugar perfecto para que el aprovechado arrase y se lleve el crédito falso.

Si quieres obtener lo que realmente mereces, entonces no solo tienes que trabajar por ello, sino también mostrarlo de una manera respetable. Esto no debe confundirse con fanfarronear. En su lugar, considéralo como informar a los demás que has completado tu trabajo, especialmente a tus supervisores. No te quedes sentado y permite que otra persona coseche las recompensas de su arduo trabajo.

Negarte a hacer su trabajo.

Esto puede ser complicado, ya que no quieres poner en peligro tu trabajo sólo para enseñarle a alguien una lección.

Tienes que hacer esto de una manera que exponga al aprovechado por lo que es. Por ejemplo, si trabajaste en una tienda de ropa, entonces puedes idear un plan con tus otros compañeros de trabajo para asegurarte de que todo el trabajo se haga excepto lo que se supone que debe hacer el aprovechado. Si trabajas en un ambiente más corporativo, asegúrate de "olvidarte" intencionalmente de realizar una de las tareas enumeradas.

Mientras hagas parte del trabajo, pero no todo, tienes una mejor oportunidad de demostrarle a tu jefe lo poco útil que realmente es un aprovechado.

Conversando con un aprovechado

. . .

Si estás tratando con un aprovechado, probablemente no lo quieres en tu vida. Son unas personas tóxicas por lo tanto, es más fácil estar dispuesto a deshacerse de ellos. Aquí hay algunas ideas para cuando están conversando con una persona así.

Primero. Se franco con ellos. Si trabajas con un aprovechado, háblale sin rodeos; no merecen tu sensibilidad. Si no están haciendo su trabajo, confróntalos al respecto. Lo peor que se puede hacer es no decir nada y luego simplemente salirse con la suya. Ambos son adultos, así que diga algo como esto: "Hola, Michelle, el resto del equipo apreciaría si hicieras tu propio trabajo. Todos tenemos vidas fuera de la oficina, y nadie aquí planea tomar el relevo".

Segundo. Si ves que empiezan a hacer algo bien, obsérvalo con tus palabras. Si un aprovechado está comenzando a dar pasos hacia un cambio de comportamiento, obsérvalo y has un gran alboroto al respecto. Diles cuánto mejor es que todos hagan su parte. Dile a tu supervisor que te reconozca. Haz lo que puedas para que ese tipo de comportamiento correcto se repita en el futuro.

. . .

Tercero. Si es fuera del lugar de trabajo, sea sincero con tu amigo por no cubrirlos. Si siempre te están usando sin hacer ningún esfuerzo, hazles saber que eso no va a funcionar, o que quizás tengan que dejar de ser amigos. Como con muchas de las otras personas tóxicas, tienes que estar dispuesto, ser honesto con ellos, y no puedes esperar ningún tipo de cambio.

Acercándote a un conflicto: cuando se acerque a un conflicto con un aprovechado, deberás estar preparado para escuchar explicaciones, excusas y tal vez incluso mentiras. A los gorrones y/o aprovechados no les gusta que los llamen por lo que han hecho o lo que no han hecho. Aquí hay algunos consejos sobre cómo tener una confrontación pacífica con ellos.

Conoce los hechos y estate preparado para mostrarlos. Si estás trabajando con un aprovechado y necesitas confrontarlo sobre cómo se está atribuyendo el mérito de su trabajo o del trabajo de otra persona, debes saber que los hechos de lo que pasó y tener una manera de mostrar lo que pasó. Si puedes demostrarles (muy bien) que sabes lo que están haciendo, se darán cuenta de que no podrán salirse con la suya. Hazles saber que no está bien, pero que quiere trabajar con ellos para construir una mejor relación laboral. En otras relaciones, lo mismo se aplica. Necesitan saber que no está bien ser un aprovechado, pero que estás dispuesto a darles otra oportunidad si están dispuestos a cambiar.

Haz que alguien te respalde. Si alguien más fue parte de la situación, pídele que esté allí para validar lo que estás diciendo y para que sea un tercero mediador. Esta persona puede ayudar si el aprovechado se niega a admitir que hizo algo contra ti. También pueden ayudar con el siguiente consejo, estableciendo un plan para que no vuelva a suceder.

Habla sobre un plan para mejorar. Si esta persona realmente quiere ser parte de tu vida o quiere mantener su trabajo, entonces necesita un plan para mejorar. ¿Cómo puedes ayudar con eso? No es tu responsabilidad, pero puedes estar dispuesto a responsabilizarlos si están dispuestos a establecer un plan para hacer su propio trabajo o no tomar el crédito por lo que hacen los demás.

Cuando converses con un aprovechado, hazle saber que sabes lo que está haciendo, que no estás de acuerdo con eso y que no lo cubrirás. Si es necesario, hazles saber que llevarás el conflicto a su superior (o en situaciones familiares, a un tercero).

. . .

Resumiendo todo

Los aprovechados son tóxicos porque nos hacen experimentar niveles más altos de estrés. Nos hacen cuestionar nuestro valor y nos hacen trabajar más de lo necesario para tomar el relevo. No te rodees de gente aprovechada. El siguiente es un resumen rápido de algunas de las señales de que puedes tener un aprovechado en tu círculo:

- Se jactan ante los supervisores de las cosas que en realidad no hicieron.
- Dice ser un líder, pero los compañeros de trabajo dicen lo contrario.
- No se encuentran por ningún lado cuando el verdadero trabajo ha terminado.

Saber cuándo alejarse es sabiduría. Ser capaz de quedarse es coraje. Alejarse con la frente en alto es dignidad.

8

IYB

Kendall acaba de mudarse a una nueva ciudad. Es un poco tímida, por lo que tenía problemas para conocer gente y hacer nuevos amigos. Un día, mientras estaba en la cafetería, respondió una llamada telefónica de su madre. Después de hablar con ella durante un minuto, colgó y otra mujer se acercó a ella. Se había fijado en Kendall en la tienda varias veces y se presentó como Bianca. Bianca era muy extrovertida y amigable: exactamente lo que Kendall pensó que necesitaba para comenzar su vida social en su nuevo entorno.

Durante un tiempo, todo fue genial. Kendall pasaba cada vez más tiempo con Bianca. Bianca tenía mucha curiosidad por Kendall. Quería saber todo sobre ella, especialmente las cosas malas. Con el paso del tiempo, Kendall comenzó a notar algunas cosas. Por un lado, Bianca siempre estaba hablando de otra persona.

Era como si no pudiera funcionar correctamente si no buscaba información sobre otras personas o no hablaba de ellas. Además de eso, ella no estaba diciendo cosas buenas sobre estas personas. Lo más extraño de la situación: ella actuó de manera completamente diferente cuando los rodeó. Se reiría y sonreiría en sus rostros como si fueran los mejores amigos. Luego, una vez que ella y Kendall los dejaban, Bianca comenzaba a hacer comentarios sobre ellos.

Kendall comenzó a preguntarse: ¿qué decía Bianca sobre ella cuando no estaba presente?

Psicoanálisis:

El psicoanálisis de un IYB (In Your Business por sus siglas en inglés) muestra que el IYB se encuentra en una de dos categorías generales: o están ocultando sus propios secretos detrás de las historias de los demás, o nunca se les han enseñado los límites personales. Un IYB que siempre está en los asuntos de los demás, pero que nunca comparte los suyos, muy probablemente esté escondiendo su propio drama de vida que no quiere enfrentar o por el que no se siente vulnerable. Tal persona ha conectado su cerebro para encubrir sus vulnerabilidades al escuchar y compartir las debilidades de los demás. Un IYB que nunca aprendió la etiqueta sobre cómo hablar con la gente y cuándo compartir o no compartir no es digno de confianza y vale la pena evitarlo.

Al crecer, la persona de IYB inculcó en su cerebro que cuando tienen la suciedad de todos los demás, no serían ellos los que saldrían lastimados. También descubrieron que el cotilleo gana amigos falsos, lo que le hace sentir mejor que no tener amigos. Esta persona, como Bianca, podría haber tenido una infancia en la que no fuera la más bonita, la más fuerte, la más delgada, la más divertida, la más inteligente o la más atlética. Tenían que encontrar la manera de ser los mejores en algo. Entonces se convirtieron en los mejores en saber cosas. A estas personas les gusta estar en los asuntos de todos, conocer las últimas noticias de todos y difundirlas. Una vez entrenado, dicho cerebro continuará en acciones similares hasta la edad adulta para que pueda desempeñarse bien en el mundo laboral o en su vida personal.

Es muy probable que cualquiera de estos dos tipos haya aprendido de experiencias pasadas que hacen amigos compartiendo información. Se sienten más seguros de sí mismos cuando tienen todos estos "amigos", aunque lo más probable es que no sean verdaderos amigos. De lo que el IYB no se da cuenta, por alguna razón, es que no tienen amigos de verdad y que su estilo de vida es tóxico. Esto se puede cambiar, pero será necesario que el IYB se concentre en sus palabras y tácticas de conversación. No es tu trabajo cambiarlos.

¿Cuál es el problema aquí?

Kendall, lamentablemente, ha sido víctima de hacerse amigo de lo que llamaremos el IYB. IYB significa In Your Business. Como su nombre lo indica, el IYB es una persona que es el equivalente del cuerpo ocupado de hoy en día. Pasan la mayor parte de su tiempo hablando de otras personas o tratando de encontrar información sobre otros. Siempre quieren saber qué está pasando con todos en todo momento. Para ser franco: son chismosos entrometidos.

La principal razón por la que el IYB es tan malo para ti es que no tienen buenas intenciones. Claro, pueden parecer amables. Sin embargo, también hacen lo mismo con las personas de las que hablan. El problema es que es imposible saber si son o no tus amigos. Lo mejor que puede hacer es mantenerse alejado de ellos por completo y ahorrarse un dolor de cabeza. Si esa no es una opción, aquí hay algunas cosas que puede hacer para ayudar a manejar su relación con el IYB.

No les digas nada personal

Esta es probablemente la forma más fácil de burlar a su IYB. Les encanta aprender sobre los negocios de otras personas y tener algo de qué hablar. No les des la oportunidad de convertirte en el objeto de su peligro. Si decide seguir siendo amigo de un IYB, manténgalo en lo que me gustaría llamar una vista de perfil limitada.

Piensa en cómo en tus redes sociales tienes la opción de personalizar lo que permite a toda la gente ver la información. Adopta este mismo enfoque cuando estás lidiando con tu IYB. Sólo diles cosas con las que tú te sentirías cómodo con todo el mundo sabiendo porque lo más probable es que lo que les digas sea planteado a todo el mundo.

Aprende a ser el mejor oyente del mundo

Este consejo tiene sentido si dejas de contarles todos sus asuntos personales. Si todo lo que estás haciendo es escucharlos hablar sobre todos los demás, no tienes que preocuparte de que intenten averiguar cosas sobre ti.

Esencialmente, vas a actuar de manera muy similar a un terapeuta de camarilla. Sonríe y asiente con la cabeza. Haz mucho más escuchando que hablando.

Una vez más, la clave es dar un poco de información sobre su negocio personal como sea posible. Si intentan entrometerse en sus acontecimientos, estarán preparados para desviarlo. Por ejemplo, si mientras hablas de otro amigo te pregunta si alguna vez has hecho algo similar, no le digas nada. En su lugar, pídeles que te cuenten más o incluso que digan algo sobre ellos mismos. El truco es darle la vuelta de manera que nunca tengas que hablar de ti mismo a menos que decidas hacerlo. Tu único trabajo es escuchar.

No intentes vengarte de ellos

Lo más dañino que puedes hacer es permitir que alguien se meta debajo de tu piel hasta el punto de tomar represalias contra ellos. No permitas que esto suceda. Es demasiado fácil caer en los malos hábitos del IYB. Cuando te des cuenta de que la persona con la que estás tratando es un IYB, simplemente sigue los dos primeros consejos que se mencionan aquí. No querrás recurrir a la violencia o incluso rebajarte hasta el punto de convertirte tú mismo en un IYB.

Se la persona más grande y maneja la situación adecuadamente.

Conversando con un IYB

Conversar con un IYB puede ser difícil porque tienden a dirigir las conversaciones con sus preguntas indiscretas y el intercambio de chismes. Aquí hay algunas ideas sobre cómo tratar de participar en una conversación con el IYB.

Primero. Considera lo que te está diciendo un IYB. Ellos tienen el 99% de posibilidades de compartirlo con alguien más. Tú tienes que aceptar eso y realmente pensar sobre lo que quieres hablar con esa persona.

Segundo. Si tienes que hablar con un IYB, solo comparte hechos e información que necesitan ser discutidos.

. . .

Mantente en el punto, especialmente en el trabajo. Pueden tratar de hacerle preguntas personales o preguntas sobre otros; no muerdas el anzuelo, mantente estrictamente profesional y no les dé ninguna munición para que la usen contra ti u otros. No tienes que ser grosero, pero puedes decidir lo que compartes con los demás y lo que guardas para ti.

Tercero. Cambia de tema. Querrán saber todos los detalles sobre todo, y querrán contarte los detalles sobre todo y todos los demás. Tan a menudo como sea posible, intenta cambiar de tema (si realmente desea ser amigo de un IYB o si tiene que hablar con ellos por trabajo o escuela). Mantén el tema ligero e impersonal, o deja que el IYB hable de sí mismo.

Es difícil hablar con los IYB porque realmente no puedes confiar en que lo que están diciendo no son solo chismes, y no puedes confiar en que no se den la vuelta y chismeen sobre ti y la conversación que pensabas que era solo entre ustedes dos. No se acerque a un IYB y no espere tener conversaciones profundas con ellos.

Acercarte al conflicto. Cuando planees confrontar un IYB, estate preparado para una discusión.

No querrás tener un desacuerdo acalorado; sin

embargo, si no están dispuestos, para ser honesto y razonable, es posible que debas llamarlos por lo que están haciendo y luego terminar con ellos. Tal persona puede ser muy tóxica para tu propia vida. Aquí hay un par de ideas para comenzar cuando se acerque a un **IYB** sobre el conflicto.

Dales la oportunidad de explicar su versión de las cosas.

Hay algo detrás de por qué están haciendo lo que hacen.

Dales la oportunidad de compartir. Podría ser el primer paso para sanar y mejorar. Además, te ayudará a evaluar lo que estás sintiendo. Si chismeó sobre ti, tal vez lo hizo porque estaba celosa y podrías hablar de eso. Si está difundiendo rumores: sobre compañeros de trabajo, tal vez sea porque está nervioso porque lo van a despedir, y podría discutir eso. Escucharlos siempre es un buen lugar para comenzar cuando se trata de una persona **IYB**.

Pídele que piense en cómo se sentiría si fuera tú. Pide a la persona del **IYB** que se tome un minuto para pensar en las cosas desde otra perspectiva. ¿Cómo se sentiría él o ella si tu estuvieras totalmente involucrado en su negocio y compartiéndolo con los demás? Habla de eso. Haz que disminuya la velocidad e imagine la situación desde el otro punto de vista. Con suerte, ganará su compasión y bajará la guardia para que pueda hablar sobre cómo resolver el problema.

Dales la gracia verdadera sin darles municiones. Si es sincera acerca del cambio, dale gracia y sigue adelante. Sin embargo, ten cuidado de hacerles saber la verdad: a nadie le gusta un IYB y nadie confía en un IYB. Al darle a esta persona la verdad y la gracia, podrá irse con la conciencia tranquila, sabiendo que no pasó ninguna munición para que el IYB hablara de esta situación y de ti a tus espaldas.

Eso es todo lo que realmente puedes hacer, al menos pacíficamente. La gente de IYB puede ser difícil de cambiar, así que no te consideres un fracaso si las cosas van mal cuando te enfrentas a uno, o si el IYB no cambia. Al final, es posible que tengas que alejarte por completo de la vida de esta persona, si es posible, si el conflicto seguirá sin resolverse.

Resumiendo todo

. . .

Al final del día, por amigable y social que pueda parecer un **IYB**, el estrés que causan los hace pertenecer a la categoría de tóxicos.

Si tiene que pasar una buena parte de su relación siendo inseguro y preguntándose si alguien es nuestro amigo o simplemente a su alrededor para conocer sus asuntos personales, entonces no los necesitas. Repasemos algunas de las señales de que tienes **IYB** en tus manos:

- Constantemente te hace preguntas sobre ti mismo y responde poco sobre sí mismo.
- Habla mal de todos y parece saber todo lo que pasa con todos.
- Sonrisas en los rostros de las personas de las que hablan mal.

A veces tienes que dejar de seguir a la gente en la vida real.

9

El Monstruo Del Control

Janeth es una joven encantadora que vive sola desde hace varios años. Trabaja como camarera en un pequeño restaurante y conoce a una variedad de personas diferentes de forma regular. Un día, cuando estaba a punto de terminar su turno, conoció a un chico llamado Ken. Ken era un tipo apuesto y se vestía como una persona de negocios. Intrigada, Janeth se quedó un rato más y continuó su conversación con su nueva amiga.

Aproximadamente una semana después, Ken convenció a Janeth de hacer oficial su relación. De hecho, casi parecía exigirlo. Incluso le dijo a Janeth que debería mudarse con él para que tuvieran más tiempo para pasar juntos. Ken fue un poco insistente, pero a Janeth no le importó. Había estado sola durante tanto tiempo que agradeció la oportunidad de tener un compañero. Como la mayoría de las relaciones nuevas, las cosas parecían estar bien al principio.

Ken no tardó mucho en comenzar a mostrar sus verdaderos colores. Se ocupó de tener voz y voto en todo lo que sucedía en la vida de Janeth, desde la forma en que se peinaba con el atuendo que elegía para el trabajo; Ken se aseguró de que Janeth lo hiciera a su manera. Cuando decidieran salir en público, él se aseguraría de hacer todos los planes, hasta la comida que ambos comieron. Tenía que tener el control de todo en todo momento. Janeth no estaba contenta y no sabía si había algo que pudiera hacer para solucionarlo.

Psicoanálisis:

Los controladores son casi siempre perfeccionistas. Lo más probable es que detrás de ese perfeccionismo estén escondiendo un miedo profundo de que su vida se desmorone. Sus cerebros han sido entrenados para ocultar el miedo detrás del control. Si pueden controlar su vida y todo (y todos) en ella, entonces no tienen nada que temer. Sin embargo, poco sabe el cerebro que es imposible controlarlo todo.

Este comportamiento puede deberse a una infancia tumultuosa, en la que no pudieron controlar lo que les sucedía. Ken tenía una familia que siempre se movía. Su padre estaba en el ejército y a menudo estaba en despliegues. Tuvo que mudarse de escuela en escuela y no tenía mucho control sobre lo que le sucedía. Además de eso, no pudo controlar el hecho de que su padre fue asesinado en el extranjero y su madre tuvo que trabajar a tiempo completo y trata de cuidar de la familia por su cuenta.

Ken sintió a veces que su vida se estaba desmoronando. No fue justo. Él era solo un niño. Aprendió a hacer lo único que podía hacer: controlar todo lo que pudiera para que no lo lastimaran más.

En la mente de Ken, incluso como adulto, piensa que la única forma de estar bien es controlando todo lo que pueda.

Entonces no habrá nada que temer y nada que otros arruinen. Desafortunadamente, incluso un controlador no puede controlarlo todo, por lo que trata de controlar las pequeñas cosas que puede para evitar concentrarse en heridas pasadas o ansiedades actuales. Esto no resolverá todos sus problemas, y tú tampoco. Tenga cuidado de estar en una relación cercana con un controlador. Su miedo a menudo sale como ira.

¿Cuál es el problema aquí?

. . .

Janeth ha logrado quedar atrapada con un controlador. El controlador es un individuo que siempre tiene que tener control sobre cada situación. Son muy asertivos y no les gusta aceptar un no por respuesta. De hecho, intentarán encontrar una manera de hacer que parezca que su camino es el mejor. La razón por la que el controlador es tan tóxico es que limitan tu capacidad de ser tú mismo.

En otras palabras, si tienes a alguien controlando todo lo que haces, pierdes un poco tu singularidad.

Si siempre sucumbes a lo que alguien más dice, entonces realmente no estás viviendo tu propia vida. Si te encuentras en una situación en la que te has hecho amigo de un fanático del control, aquí hay algunas cosas que puedes hacer para manejar la relación.

Mantente lo más tranquilo posible

Lo peor que puedes hacer es estallar en alguien que siempre quiere ser controlado. Tan pronto como empiezan a perder ese control, entran en un estado mental inestable. En otras palabras, pueden recurrir a la violencia o a niveles extremos de estrés. No querrás estar cerca de un controlador cuando de repente pierden el control de una situación. En lugar de ponerte inmediatamente a la defensiva, respira hondo y mantén la calma. Junta tu cabeza. Vas a necesitar una mente clara para el siguiente consejo.

Amablemente sugiere una alternativa

Esto es algo que puede ser muy complicado cuando se trata de un controlador.

La mayoría de las veces, cuando si intentas hacerles cambiar de opinión, te ignorarán, menospreciarán tu idea o simplemente te dirán que no. Una vez más, no se desanime. Los controladores pueden ser difíciles a veces, pero también son humanos. Si sugieres otras opciones de manera regular, es probable que eventualmente adopten una de sus ideas. Si no es así, pasa directamente al siguiente consejo.

Ser asertivo

. . .

Puede haber una situación en la que lo mejor que se puede hacer es combatir el fuego con fuego. Si estás en una posición en la que siempre te dicen qué hacer, entonces tienes que poner el pie en el suelo y defenderte. No hay necesidad de ser grosero o malo. En lugar de eso, simplemente deja en claro que ya no harás lo que te digan que hagas. Ser asertivo ayudará a ganarse el respeto del controlador y, con suerte, aliviará sus formas de control.

Diles que lo están haciendo

Muchas veces, los controladores no tienen idea de que son excesivamente controladores. Pueden sentir que solo están dando el mejor consejo o siendo proactivos para garantizar que todo funcione sin problemas. Sin embargo, este no es el caso de los controladores más extremos.

Tómate el tiempo para decirles que su comportamiento te molesta y que no quieres que te digan qué hacer todo el tiempo. Pueden aceptarlo y trabajar para mejorar el comportamiento. Si te devuelven el empujón, vuelve al primer consejo.

. . .

Esencialmente, estar cerca de un controlador tiene el potencial de ser bastante frustrante debido a la falta de individualidad. Un poco de autonomía e independencia son agradables de vez en cuando, y el controlador intentará tomar ese camino correcto de ti. Aunque pueden ser grandes amigos porque son muy buenos planificando, debes asegurarte de mantenerte asertivo cuando se trata de cosas que son importantes para ti. No querrás estar en una situación en la que alguien te dicte tu vida.

Conversando con un controlador

Primero. Señala cuando están siendo controlados. En muchos casos, probablemente ya lo saben, pero tienes que estar dispuesto a hablar con ellos sobre los tiempos que están siendo controlados hacia ti. Habla con ellos inmediatamente cuando te están controlando de una manera que tú no aprecias, y diles por qué.

Cuando tu hagas esto, habla amablemente, como si hablaras con ira contra un controlador, hará que se molesten y no te escucharán.

Segundo. Reducir la velocidad. Cuando ocurra una situación en la que te sientas controlado, pídeles que reduzcan la velocidad para que ambos puedan evaluar lo que está sucediendo. Si están dispuestos a hacer esto, están dispuestos a cambiar. De cualquier manera, les da a ambos la oportunidad de hablar racionalmente en lugar de escalar la situación. Comparte lo que sientes y pregúntales cómo se sienten para que puedas superarlo.

Tercero. Mantente firme. No permitas que un fanático del control te diga cómo sentirte. Querrán controlar todo sobre ti, incluso cómo piensas, sientes y actúas hacia ellos. No permitas que eso suceda. Mantente firme y cree en lo que crees que es correcto. Di algo como esto: "Quiero que seamos amigos; sin embargo, no me gusta cómo tratas de controlarme. Tengo sentimientos y pensamientos, y puedo tomar decisiones por mi cuenta. Si no aceptas eso, entonces no sé si podemos seguir siendo amigos".

Un controlador puede ser aterrador de tratar. Puede parecer que siempre tienen razón y no tienes derecho a estar en desacuerdo con ellos o compartir lo que piensas y sientes.

Eso no es correcto. Si te sientes así en alguna de tus relaciones, debes salir de ellas.

Si tienes que conversar con un controlador, usa esas

ayudas para guiarlo y trata de no estar solo con ellos si es posible. Tienen menos influencia sobre ti si tienes otro amigo contigo.

Acercándote al conflicto: puede parecer desconcertante enfrentarse a un fanático del control, especialmente si tiene una relación cercana con él o ella. Debes estar dispuesto a ser fuerte, o serás controlado por el resto de tu vida. Incluso en un escenario de trabajo, debe estar preparado para tener confianza en su caso, para que no lo controlen indebidamente. Aquí hay algunos puntos que le ayudarán a enfrentarse a un fanático del control de una manera pacífica.

Planea un tiempo para hablar. A los fanáticos del control les gusta tener todo planeado con la mayor anticipación posible. Pregúntales con anticipación si hay un momento en que los dos puedan sentarse y hablar. No te sorprendas con un controlador. Tampoco los sorprenda con el tema. Hazle saber que hay un tema que le gustaría discutir y que querías que él o ella lo supiera con anticipación para que ambos pudieran pensarlo antes de sentarse a hablar. Deja que el controlador sea parte de la planificación del tiempo para hablar. Un controlador debería apreciar este gesto.

. . .

Quítale la emoción. Esto es principalmente por tu propio bien.

El controlador puede salirse de control cuando hay emociones involucradas. Es posible que no esté dispuesta a ver tu versión de la historia porque no sabe cómo podría estar equivocada, lo que la hará sentir enojada, obstinada e indignada. Para ti, si eliminas la emoción y tratas de ser más objetivo, podrás escucharlo y también compartir tu versión de la historia sin enojarte ni lastimarte. Está bien tener sentimientos, pero cuando se trata de un controlador, es una buena idea discutir el conflicto con la menor emoción posible para no escalar el asunto.

Estate dispuesto a clavarle un alfiler, pero no permitas que se apague. En algunas situaciones, es posible que debas permitirle que ponga en espera la resolución del conflicto. Es posible que no esté dispuesto a ver cómo se equivocó en algo. En ese caso, pídele que lo medite y planifique un momento para volver a hablar de ello. Si sucede algo así, no permita que se descarte, si realmente es un conflicto. Un controlador intentará minimizar cualquier cosa que pueda considerarse un desafío para él o ella. Así que no dejes que ella esconda sus malas acciones debajo de la alfombra. Si ella te está controlando, hay que hablarlo, aunque sea poco a poco, para que se resuelva.

. . .

Como muchos de los otros tipos tóxicos, es posible que necesite involucrar a otra persona cuando trate de confrontar a un controlador. Si intentas hablar y no funciona, no sigas aguantando comportamientos tóxicos.

Sal de la relación, si puedes, o busca ayuda profesional para la situación.

Resumiendo todo

Como resumen, estas son las cosas que debe buscar cuando se pregunta si está tratando con un controlador:

- Planifican cada detalle de todo lo que hacen.
- Se molesta o enoja cuando alguien trata de cambiar sus planes.
- Te dice qué hacer todo el tiempo.
- Menosprecia los consejos de los demás y tiende a ser muy egoísta.

Cuando una persona tóxica ya no puede controlarte, intentará controlar cómo te ven los demás. La desinformación se sentirá injusta, pero mantente por encima de ella, confiando en que otras personas eventualmente verán la verdad, tal como tú lo hiciste.

10

El Mentiroso Habitual

Tim es socio de un bufete de abogados. Trabajó todo el camino desde un asistente legal hasta ser dueño de una parte de la compañía. El viaje de Tim no había sido muy fácil. Tuvo que pasar por encima de muchas personas en el camino para llegar a su puesto actual. Lamentablemente, una cosa en la que se volvió hábil fue en estirar la verdad.

Una de sus historias más memorables ocurrió cuando tenía un gran caso con otras cuatro personas. Aunque no se dijo en voz alta, todos sabían que quien más aportara a esta instancia tenía asegurado su cargo a fin de año. Dado que la gran mayoría de los empleados se veían obligados a sentarse en cubículos, la idea de tener su oficina era muy atractiva.

. . .

Cada uno de ellos tenía una responsabilidad diferente y se les dijo que se volvieran a reunir dentro de una semana.

Mientras todos los demás trabajaban diligentemente para completar su parte del proyecto, Tim tenía su plan. Empezó a ponerle bichos en los oídos a su compañero de trabajo diciendo que esta persona estaba hablando mal de esa persona, y esa persona estaba hablando mal de esta. Los rumores que difundió eran tan creíbles que hizo imposible poder determinar que se originaron en él. Tim causó tanto caos que hizo que las otras cuatro personas perdieran por completo el enfoque en lo que estaban haciendo. Como resultado, Tim completó su tarea con gran éxito, destruyendo por completo a su competencia. Cuando se le preguntó cómo no quedó atrapado en un lío, actuó como si no tuviera idea de lo que estaban hablando.

Psicoanálisis:

El mentiroso habitual puede no ser diagnosticado oficialmente. Sin embargo, ella o ella tiene un rasgo que puede vincularse con otros trastornos que son tóxicos, como el narcisismo. Un narcisista desea, por encima de cualquier otra cosa, a sí mismo o a sí mismo. Están llenos de sí mismos; siendo francos, se aman a sí mismos. Si no creen que son lo suficientemente buenos para sí mismos, lo fingirán, y ahí es donde entra la mentira.

Ser falso también puede estar relacionado con una baja autoestima, que podría originarse en la infancia del mentiroso habitual. Tim creció en un hogar en el que la estrategia de crianza era estricta. Lo atraparon por todo, y hubo un castigo severo por todo.

Él sintió como si nunca pudiera ganar. Quería ser bueno, pero también era un niño que cometía errores. Sentía que les había fallado a sus padres cuando desobedecía. Sus padres nunca le mostraron gracia, era hijo único y se esperaba que siguiera las reglas, sin importar qué. Tim descubrió de niño que si mentía, podría salir del apuro. No es lo correcto, pero como no lo atraparon, no le enseñaron que estaba mal. Comenzó a usar mentiras para salir de situaciones difíciles y pareció ayudarlo en ese momento. Es posible que lo hayan atrapado una o dos veces durante sus años de niño, pero encontró maneras de mentir mejor y se convirtió en su instinto inicial para evitar meterse en problemas, incluso como adulto.

El mentiroso habitual siente la necesidad de mentir para verse mejor que los demás, ser divertido, conseguir el trabajo, etc. Desafortunadamente, mentir es un hábito fácil de iniciar y ayuda a evitar conflictos momentáneos; sin embargo, es increíblemente difícil romper el hábito, por lo que los mentirosos habituales ni siquiera intentan romperlo, simplemente continúan en la realidad que han construido sobre sus mentiras.

¿Cuál es el problema aquí?

Tim es lo que nos referiremos a un mentiroso habitual.

Con rasgos similares al oportunista, el mentiroso habitual es el tipo de persona que miente sobre todo y, a menudo, sin motivo aparente. Son hábiles para estirar la verdad de una manera que parecerá muy creíble, pero que no podría ser más inexacta. La razón principal por la que estas personas son tan tóxicas es simple: no son confiables. Es difícil tener una relación significativa con alguien que te miente o embellece la verdad con regularidad. Aunque se desaconseja encarecidamente, hay algunos que aún elegirían seguir siendo amigos de un mentiroso habitual. Si este es tu caso, sigue descubriendo algunos consejos sobre lo que puedes hacer para manejar la relación.

Trata de no mirar demasiado profundamente en nada de lo que dicen. Estas personas se llaman mentirosos habituales por una razón. Hay una buena posibilidad de que más del 75% de lo que sale de su boca sea mentira. Por esta razón, tienes que estar alerta. Por mucho que quieras creerles, no esperes que te digan toda la verdad. No eres tú; es justo en su naturaleza.

Cuestiona su información

Si crees que puede confiar remotamente en tu mentiroso habitual, lánzales una bola curva y cuestiona lo que sea que te digan en respuesta. Los mentirosos habituales tienden a ser excelentes para decir una mentira. Lo ensayan y lo preparan antes de empezar a decirlo.

Sin embargo, una cosa que no suelen repetir es hacer preguntas de seguimiento a la mentira. Cuando les haces una pregunta de seguimiento y comienzan a tartamudear, balbucear o incluso tartamudear, lo más probable es que te estén mintiendo sobre algo. Bravo si puedes hacer esto desde el principio. Puede ahorrarte mucho tiempo más tarde.

Cambiar el tema

Esto puede parecer un poco extraño, pero útil si tiene una relación continua con un mentiroso habitual. Por lo general, una vez que descubres que alguien es un mentiroso habitual, te vuelves bueno para poder determinar cuándo está diciendo la verdad. Si mientras hablas con ellos descubres que, de hecho, están mintiendo, simplemente puedes ignorar la mentira. Aunque ignorar los problemas está mal visto, en algunas situaciones sociales puede ser aceptable.

Llamar a alguien sobre sus mentiras no siempre vale la pena el esfuerzo o el dolor de cabeza (o incluso su vergüenza). En lugar de discutir con ellos, puedes cambiar de tema y actuar como si nunca lo hubieran dicho. Este consejo puede ser particularmente útil en el lugar de trabajo o en una reunión familiar con un pariente molesto.

Conversando con un mentiroso habitual

Cuidado con los mentirosos habituales. Hablar con ellos es difícil porque nunca puedes creerles de verdad. Si solo tratas con ellos en el nivel superficial, está bien pasarlo por alto o ignorarlos. Si están tratando de ser amigos o tienen que trabajar juntos, al menos tendrán que esforzarse por ser honestos, de lo contrario, deberán recurrir a otra persona que pueda ayudarlos con su comportamiento. Entonces, ¿cómo hablas con ellos?

. . .

Primero. Llámalos de una manera amistosa (o no tan amistosa). No vale la pena avergonzarlos, como se acaba de mencionar, sin embargo, puede haber momentos en los que sientas que necesitas llamarlos. Si fueran solo ustedes dos hablando, eso sería lo más ideal. Simplemente puedes pedirles que verifiquen lo que dijeron porque pensó que ese no era el caso. Eso al menos les da una oportunidad, para ser honesto.

Segundo. Si tienes que confrontarlos porque te han lastimado a ti, a tu ambiente de trabajo u otra área, hazlo con calma pero con fuerza. Hazles saber que mentir no está bien y que deben encontrar a alguien que pueda ayudarlos con ese comportamiento (En algunos casos, se clasifica como un trastorno, por lo que es inteligente distanciarse de los mentirosos habituales).

Tercera. Recompensa a la honestidad. Encuentra comentarios e historias honestos y recompénsalos, en tu mentiroso habitual y en otros cuando estés en un grupo. Haz un comentario como este: "Es tan refrescante escuchar una opinión honesta. Realmente aprecio su honestidad en nuestra amistad". Hazles saber que no importa embellecer las historias para mejorarlas, lo importante es ser honesto.

. . .

Acercándote al conflicto: hablar con un mentiroso habitual sobre mentir puede ser difícil. Si tienes un conflicto grave o recurrente con un mentiroso habitual, busca la ayuda de un tercero y sal de la relación si puedes. Si planeas confrontar a un mentiroso habitual, aquí hay un par de ideas que te ayudarán.

Crea un lugar seguro. Hazle saber a esta persona que es un ambiente seguro, a decir verdad. Los mentirosos habituales pueden tener miedo de meterse en problemas con amigos, familiares, compañeros de trabajo, etc., aunque no lo parezca, esta persona no quiere decepcionar a la gente, por lo que miente. Bríndales la oportunidad de sentirse seguros y saber que pueden decir la verdad sin ser juzgados o castigados por ello, y luego mantenlo así una vez que escuche la verdad.

Desenterrar la evidencia. Ya sea que tengas un conflicto con un mentiroso habitual en el trabajo o en tu vida personal, descubre la verdad y ten evidencia tangible de ella para que puedas probarla.

No se trata de demostrar que tienes razón y que él o ella está equivocado, sino de protegerte contra una persona tóxica en medio del conflicto. Encuentra evidencia de lo que está confrontando al mentiroso habitual para que esté preparado y para que sepa que tiene los hechos correctos.

Debes saber que la confrontación puede no funcionar. El mentiroso habitual odia el conflicto, por lo que mentirá para salir de él. No le gusta que lo confronten, por lo que ya ha planeado una mentira para escapar. Si es necesario, llámalo. Si no, sal de la situación y de la relación. Si se trata de una situación en la que no puedes salir completamente de sus vidas, informa a otras personas de esta toxicidad de las personas y su hijo y su necesidad de mantenerse alejado de él o ella.

Dile al mentiroso habitual que quieres que las cosas funcionen, pero que no puedes seguir mintiendo. Hay momentos en que la confrontación pacífica no va a solucionar el problema. Eso no es un fracaso de su parte. Necesitas despejar tu vida de personas y situaciones tóxicas.

Envolver

Los mentirosos habituales pueden ser tóxicos si no se controlan adecuadamente.

. . .

Tienen el potencial de causar un drama innecesario en tu vida junto con cuestiones de inseguridad. No te permitas enredarte con este tipo de personas. Reconozca las señales temprano y deje o maneje la relación apropiadamente. Aquí hay algunas cosas que debes buscar al tratar de identificar a un mentiroso habitual:

- Dice "mentiras piadosas" sin razón aparente.
- Se estremece o se pone nervioso cuando habla con otros.
- Tiende a "olvidar" conversaciones importantes.

La única forma de ganar con una persona tóxica es no jugar.

11

El Sociópata, El Psicópata y El Narcisista

Si bien cada capítulo ha discutido un tipo particular de persona tóxica, estos tres se combinarán a medida que unen los trastornos y, por lo tanto, son más graves y menos comunes que los rasgos de carácter anteriores. Además, aunque en este capítulo se brindará información, consejos y sugerencias prácticas, en resumen, es más probable que con estas personas tóxicas que con cualquier otra persona tóxica se necesite ayuda profesional de una forma u otra. No te preocupes. Si una persona así está en tu vida, aún puedes liberarte y vivir tu vida por ti. Sin embargo, puede requerir más intromisión, autorreflexión y sanación que en los otros casos.

El sociópata

. . .

Kurt es muy antisocial. Si bien ser antisocial no es un trastorno, muestra algunos patrones de comportamiento preocupantes. Su amiga Mary nota que a Kurt realmente no le importa el bienestar emocional o físico de los demás.

De hecho, es imprudente e impulsivo y no se arrepiente de las violaciones que ha cometido contra los demás. Cuando Mary habla con Kurt, no puede decir cuál es la verdad y cuál es la mentira. Después de hablar con uno de sus únicos amigos cercanos, descubre que cuando era niño le diagnosticaron un trastorno de conducta. Kurt lucha contra el alcoholismo, lo que solo parece empeorar las cosas. Mary está preocupada por Kurt.

Psicoanálisis

Kurt es un sociópata no diagnosticado. El sociópata es extremadamente antisocial (de ahí el término). Este es un trastorno muy raro, pero cuando se confirma, es difícil de tratar. Esto se duplica por el hecho de que las personas con este trastorno no saldrían a pedir ayuda. Si conoce a un sociópata o alguien con tales tendencias, puede describirlo como fácilmente irritable y agresivo, y muy probablemente como irresponsable. Puedes decir que no tenían conciencia.

¿De dónde viene este trastorno? Parece que es una mezcla de naturaleza y crianza. Un cuidador antisocial podría tener un efecto extremo en la infancia de un sociópata.

Si un niño no tiene una inclinación natural a ser sociable y tiene un padre que no muestra amor o afecto y no le enseña el comportamiento social correcto, eso podría resultar en un adulto que fue criado para ser un sociópata por accidente.

Es difícil determinar cuánto de este trastorno es genético y cuánto está condicionado por el entorno del niño. De cualquier manera, es inmensamente difícil de revertir.

¿Cuál es el problema aquí?

Es peligroso tener una relación con un sociópata. Si bien puedes sentir simpatía por esa persona, mantén en primer plano su objetivo principal: cuidar de ti. Eso no es egoísta. Si tienes un familiar o amigo cercano que cree que puede entrar en esta categoría, sugiérele que consulte a un especialista que pueda ayudarlo. No te corresponde a ti diagnosticar. Sin embargo, depende de ti averiguar hasta qué punto estarán en tu vida.

Dales una oportunidad

Todos merecen la oportunidad de darse cuenta de lo que son y cambiar. Eso es lo que estás haciendo en este momento, en la medida en que no estés siendo abusado o utilizado.

Te das cuenta de lo que eres, de los desechos tóxicos que debes eliminar y de lo que quieres ser. Está bien amar a alguien que tiene un defecto. No está bien dejar que ellos o su desorden gobiernen tu vida. Si alguien cercano a ti está luchando con esto, esté dispuesto a ayudarlo orientándolo hacia alguien calificado para tratar de ayudarlo.

Conozca las consecuencias

¿Estás trabajando con un sociópata? ¿Es tu jefe? Alguien necesita estar al tanto de la situación para que no estés solo y no seas vulnerable a ser lastimado por esa persona. Un jefe que no se preocupa por tus sentimientos o por ti, en general, no será un buen gerente. Si él o ella no es capaz de controlar los comportamientos o es de naturaleza impulsiva como lo son los sociópatas, usted podría estar en peligro. Debes saber que si tratas de "arreglarlos" por su cuenta, o si no hace nada y permite su comportamiento, pagarás por ello.

No intentes ser el pacificador

Ya que no se preocupan por los demás y no ven que les pasa nada, no será fácil convencerlos de que necesitan ayuda. Incluso pueden volverse reservados o paranoicos ya que no saben cómo confiar en general, y no saben cómo confiar en usted si les dice que algo anda mal con ellos.

Tienen una visión poco realista de sí mismos y de la vida, y probablemente te mentirán, lo que dificulta llegar a algún lado con ellos. Si les has dado una oportunidad, es suficiente. Aconséjales que busquen ayuda o consígueles ayuda si estás muy cerca de ellos. Luego, aléjate lo más posible para que no estés estresado y ansioso por ellos.

Conversando con un sociópata

. . .

Si estás en una relación con una persona así, necesitarás hablar con ellos, sin embargo, ten en cuenta que son pensadores irracionales, tienen un fuerte hábito de mentir y rara vez son sinceros.

Primero. No lo tomes como algo personal. Si estás conversando con un sociópata que es un padre, otro miembro de la familia o un compañero de trabajo, es posible que debas tolerarlo hasta cierto punto, especialmente si no ha sido diagnosticado oficialmente. Por lo tanto, de manera regular, no tomes las cosas personalmente (o en serio) de ellos. Consulta con otra persona que conozca a la persona y la situación para verificar dos veces o para desahogarte de lo que te han dicho.

Segundo. No discutas con ellos. Ligeramente diferente, es de esperar que no discutir con ellos evite dramas no deseados.

Los sociópatas son bastante egocéntricos y no tienen la capacidad de amar, por lo que no les importará entrar en una discusión. También es muy probable que sean dramáticos. Por ejemplo, dado que tienen una gran tendencia a las amenazas de suicidio, puede empujarlos hasta ese punto, aunque rara vez llevan esas amenazas hasta el final. Aun así, no tienen la perspicacia o las reacciones emocionales para tener una discusión significativa que los lleve a algún lugar útil.

Tercero. No cedas a todo lo que digan. Sé que esos consejos no combinan bien. Cuando tratas con un sociópata, necesitas encontrar un equilibrio muy delicado entre mantenerse firme y darle puntos que no importan en el esquema general de las cosas. En todos los casos de tratar con un sociópata, debe buscar ayuda de alguien calificado para diagnosticarlo y brindarle acciones concretas para ayudarlo a usted mismo.

Acercamiento al conflicto: No se encontrará con una batalla fácil si elige abordar un conflicto con un sociópata. Como se ha repetido y se repetirá, estas personas tóxicas más graves necesitan ayuda. No será un buen augurio que trates de solucionarlos a ellos o a tu conflicto por tu cuenta. Aquí hay algunos pasos prácticos a seguir al considerar confrontar pacíficamente a un sociópata:

Consulta tus instintos.

Si bien no recomiendo tratar de discutir con un sociópata, no importa qué tan bien creas que lo conoces, si vas a confrontarlo, debes ser consciente de tu instinto de cómo se siente y lo que eso podría inducirlos a hacer.

. . .

Acércate a ellos con otra persona. Dado que los sociópatas toman y no dan en una relación, y están engañando y manipulando, traiga a alguien como mediador o como apoyo para ti. Ten un amigo que te ayude a proteger tu corazón y tu mente, especialmente si el sociópata es alguien extremadamente difícil de confrontar, como tu jefe o uno de tus padres.

Obtén ayuda profesional. Si tienes un conflicto que no puedes dejar de lado o un sociópata que no puedes dejar de lado (ya deberías darte cuenta de que, sea quien sea, debes alejarse de su estilo de vida tóxico), encontrarás más éxito con ayuda profesional.

Los sociópatas son gente peligrosa. ¿Qué es lo más peligroso de ellos? De alguna manera pueden volar por debajo del radar de advertencia de la mayoría de las personas. Aunque muchas de sus cualidades negativas pueden sobresalir, las personas intentarán arreglarlas o pensarán que ellos son los culpables, y nadie indagará lo suficiente como para descubrir a qué se enfrentan.

Trata de ofrecerles ayuda con alguien que esté calificado para hacerlo, y retírate de la imagen, incluso si es difícil.

. . .

Aclararás tu vida e incluso puedes ayudarlos a ellos también.

El psicópata

Whitney se presentó a sí misma como encantadora, ingeniosa e inteligente con sus compañeros de trabajo. A Gina le gustaba Whitney en su mayor parte; al menos, deseaba poder ser más como ella. Sin embargo, cuanto más tiempo trabajaba Gina para la misma empresa que Whitney, más se daba cuenta Gina de que nunca quiso ser como Whitney. Whitney podía manipular a cualquiera para que hiciera cualquier cosa. Ascendió fácilmente en la empresa y consiguió que otros hicieran cosas por ella. Además de eso, mintió sobre todo y nunca mostró una pizca de empatía o preocupación por ninguno de sus compañeros de trabajo. Si bien Whitney debe haber aprendido a imitar los comportamientos normales, a veces cometía errores durante sus engaños. Gina también descubrió que Whitney mentía acerca de guardar los secretos de las personas para ganarse su confianza y le decía secretos falsos a cambio. Gina no confía en Whitney, pero no está segura de cuál es la raíz del problema. Whitney se presenta como una compañera de trabajo fuerte y confiada para todos en la superficie. En el fondo, ella es una psicópata.

. . .

Psicoanálisis:

Si bien el término psicópata generalmente ahora se reemplaza con "trastorno de personalidad antisocial", continuaremos con la frase simple, aunque estoy seguro de que las connotaciones en su mente tienen algo que ver con el crimen o el asesinato, y muy pocos psicópatas son en realidad asesinos en serie.

El psicópata no es normal para su comportamiento. Para ir más profundo, desglosando la palabra hasta su origen en griego, psicópata significa literalmente "sufrimiento mental".

Lamentablemente, la investigación muestra que esas personas han estado mucho más condicionadas por su entorno y no tanto por su genética. Es la crianza, no la naturaleza, la que ha creado a los psicópatas en nuestra historia y en nuestra sociedad actual. Una persona que ha sufrido eventos horribles en su infancia, como violencia extrema, negligencia, etc., es más probable que demuestre tendencias psicopáticas. El maltrato en el que incurren estos niños en realidad inhibe el desarrollo de las regiones del cerebro que gobiernan las emociones, lo que lleva a sus acciones y características subdesarrolladas como adultos.

. . .

En el mejor de los casos, no se puede confiar en los psicópatas día a día, hora a hora o incluso minuto a minuto.

En el peor de los casos, son una amenaza peligrosa para ellos mismos y para los demás. Necesitan ser dirigidos a la ayuda profesional, si no para revertir su trastorno, al menos para ayudarlos a navegar a través de su personalidad y su vida.

¿Cuál es el problema aquí?

Aquí hay un problema serio. Los psicópatas no pueden sentir remordimiento o culpa. Carecen de empatía, y si muestran alguna emoción, son emociones muy superficiales.

Aunque experimentan un comportamiento disfuncional, no pueden aprender sobre él y cambiarlo. Algunos investigadores son optimistas acerca de encontrar una cura para este trastorno; sin embargo, a partir de ahora, lo mejor que se puede hacer es un diagnóstico y tratamiento caso por caso. Tratamiento, lo que significa que la ayuda profesional puede ayudarlos a vivir algún tipo de vida; sin embargo, no será normal y no debería incluirte en él.

Diagnosticar

No digo que estés calificado para diagnosticar a alguien, pero ¿estás tratando con un psicópata?

Tan a menudo como usamos ese término con ligereza cuando alguien parece un poco loco, podría ser perjudicial para ti acusar a alguien de ser un psicópata cuando ese no es su diagnóstico. Entonces, ¿cómo te das cuenta de eso sin su ayuda? Puedes llamar a una línea de ayuda o buscar más información sobre los signos específicos de un psicópata.

Podrías hablar con ellos o incluso sugerirles ver a un profesional para ver qué te aconsejan. Es difícil estar dispuesto a considerar trastornos graves, especialmente si se trata de alguien a quien amas (como un padre o un cónyuge), pero no te estás haciendo ningún bien a ti ni a esa persona si continúas viviendo con ansiedad y posiblemente con miedo.

Un psicópata no es igual a un asesino en serie

Los estudios muestran que solo 1 de cada 30.000 psicópatas son asesinos en serie. Aunque no son normales, muchos psicópatas pueden pasar la vida sin ser detectados por otros o incluso por ellos mismos. Esto no significa que te arriesgues con ellos y escondas todo lo que hacen debajo de la alfombra. Si no pueden asumir la responsabilidad de sus acciones, y si no pueden hablar sobre mejorar y mostrar mejoras, entonces necesitan influencia externa y usted necesita salir.

Perdónate

Mantén un registro de todo, incluso de las conversaciones, para que puedas mirar hacia atrás y perdonarte a ti mismo por la responsabilidad del comportamiento del psicópata.

Documenta lo que intentaste, lo que dijo, con qué respondieron, qué acciones tomaron en su contra. No quiere deprimirse, pero sí quiere poder recordar que lo intentó y que no se equivocó. Intentarán manipularte y hacerte sentir que estás actuando mal con ellos; sácalos de tu cabeza y perdónate a ti mismo. Escucha esto: si incluso el mejor de los profesionales no tiene una solución para este trastorno mental, no puedes esperar que tú mismo arregle al psicópata en tu vida.

Conversando con un psicópata

Buena suerte. Reflexionando sobre lo que ha aprendido acerca de los psicópatas, ellos son simpáticos, encantadores y astutos por fuera. No parecen ser conscientes de sí mismos o tranquilos. Piensan que son lo mejor desde el pan rebanado y desean una estimulación emocionante ya que se aburren fácilmente. De alguna manera bajo la superficie, son mentirosos y manipuladores que carecen de afecto, remordimiento, control de comportamiento y empatía. No tienen ideas realistas a largo plazo para sus vidas.

Estas no son personas con las que desea asociarse o hablar con regularidad. Estas son personas que necesitan ayuda. Aquí hay algunos consejos si descubres que tienes a esta persona tóxica en tu vida.

Primero. Decide no estar en contacto con ellos. Si es un compañero de trabajo o alguien que ves de vez en cuando es un psicópata, simplemente decide no estar en contacto con ellos. Si es alguien más cercano a ti, o en una posición superior a ti en el trabajo, pídele ayuda a alguien para observarlo y decidir si es un psicópata y, de ser así, cómo seguir adelante. En cualquier caso, limita la comunicación tanto como sea posible para no ser aprovechado.

Bloquearlos en plataformas de redes sociales, correo electrónico, teléfono, etc. La mejor opción es no tener ninguna conversación con esta persona si es posible.

Segundo. Usar otras fuentes de comunicación. En lugar de reunirse uno a uno con alguien que tiene tendencia hacia el comportamiento violento y el habla agresiva, habla por teléfono o por correo electrónico. De esta manera, no estás solo con esa persona. Sin embargo, incluso cuando no están juntos físicamente, un psicópata puede manipularte y utilizarte, así que ten cuidado y anda con cuidado. Como se ha dicho, la verdadera respuesta es buscar ayuda y no estar en situaciones en las que tengas que conversar con un Psicópata de manera regular, ya sea en persona o de otra manera.

Escríbeles o háblales de manera directa y no se desvíe del tema, ignorando sus artimañas para hacerle sentir mal o utilizarle.

Tercero. Prepárate para protegerte. Los psicópatas drenan a sus víctimas de cualquier manera posible, incluso emocional, física, económica y materialmente. Cuando estés preparado para lo peor de los ataques verbales, las respuestas calumniosas, la negación obstinada, etc., al menos podrá superarlos aprovechando su estado emocional. Háblales amablemente, pero no en voz baja, hazles saber que tiene confianza y que se mantiene firme (pero no demasiado agresivo).

Acercándote al conflicto. No se sugiere tratar de confrontar pacíficamente a un psicópata conocido solo. No se hacen responsables de sus acciones y no cumplen con sus obligaciones o compromisos. Si necesitas confrontar a un psicópata, probablemente debería ser para hablar con él sobre su diagnóstico. Si son resistentes (eso no sería una sorpresa), debes tener a alguien contigo que lo respalde y un plan secundario para salir de esa relación tóxica. Si se está acercando a un conflicto con una persona así, piense en los siguientes consejos.

Obtén ayuda profesional. no puedes saberlo con seguridad que son psicópatas hasta que son diagnosticados profesionalmente.

Puedes ir primero a un psiquiatra y describir lo que está pasando y pedir consejo. Además, si has estado en una relación con un psicópata, es posible que desees asesoramiento personal para reflexionar sobre su estado mental y emocional, y para ayudarlo a seguir adelante con el psicópata fuera de tu vida.

. . .

No dejes que se metan en tu cabeza. Si se trata de un padre, cónyuge u otro ser querido, intentarán meterse en tu cabeza y hacerte sentir que todo este conflicto es culpa tuya o que solo lo imaginaste. Te garantizo que usarán algún método de avergonzarte para tratar de hacerte pensar que eres el que está equivocado. Te harán sentir como un mal hijo o hija, o como si los acusaras injustamente. Eso es lo que hacen. No puedes dejar que te afecten si realmente vas a confrontarlos. Conozca los hechos y apéguese a ellos.

No vayas solo. Como se ha mencionado, nada bueno saldrá de tratar de confrontar a un psicópata por su cuenta. Trae a alguien que pueda validar tu historia. Esto es significativo si el psicópata es tu jefe, ya que puede tener dificultades para argumentar en contra de lo que dices. De hecho, los demás pueden estar convencidos de que lo estás haciendo mal.

¿Tienes un amigo o familiar de confianza que pueda responder por tu historia? ¿Quién puede probar que estás diciendo la verdad?

Necesitas tener pruebas indiscutibles cuando te enfrentas a un psicópata si realmente eliges enfrentarte a él.

. . .

Los psicópatas no son personas seguras para tener en tu vida. Ya sea que hayan sido diagnosticados oficialmente o no, viven con un trastorno mental crónico que resulta en acciones y reacciones sociales violentas. Una vez que lo has detectado en alguien, debe abordarse para que no tengas que estar hablando rutinariamente con una persona así.

Incluso si se trata de un miembro de la familia, se deben tomar medidas fuera de su capacidad e influencia, si quieren tener la oportunidad de tener una vida normal (es muy raro que un psicópata se "sane"; aun así, necesita ayuda fuera de lo que puedes hacer por ellos). Si bien puedes adivinar su diagnóstico, solo un profesional puede confirmarlo verdaderamente.

El narcisista

James y Katherine han estado saliendo durante un año.

James está comenzando a notar que Katherine de alguna manera siempre tuerce las palabras de James para que él siempre esté equivocado y ella siempre tenga la razón. Ella prospera cuando él le dice todo lo que le gusta de ella.

De hecho, no se cansa de sus cumplidos. Al principio, pensó que era lindo y no le importó felicitarla.

Ahora, él siente que ella está un poco obsesionada consigo misma. A ella no parece importarle lo que piensa James, lo que le gusta o lo que siente. James comienza a preguntarse cómo puede salir de esta relación, porque Katherine es algo controladora y pone todo en su contra. No está seguro de qué hacer.

Psicoanálisis:

Katherine es una narcisista. El narcisista es como un controlador Mírame con una personalidad dominante. Si tú estás en una relación con esa persona y deseas continuar compartiendo la vida con esa persona, él o ella deberá estar dispuesto a obtener asesoramiento profesional u otra ayuda para aprender sobre sí mismo y cambiar. El narcisista tiende a ser abrumadoramente egoísta. Puedes describir a esa persona como egoísta o vanidosa acerca de sus habilidades, apariencia, etc. Los psicólogos dicen que los narcisistas desean admiración de sí mismos para cumplir con la gratificación erótica.

El narcisismo puede remontarse a la infancia. Sin embargo, también se ha inculcado en la persona.

Pensando en retrospectiva, la mayoría, seamos realistas, todos los niños son egoístas en algún momento.

Sin embargo, a medida que los niños crecen, se les enseña (con suerte) la empatía y a mirar fuera de sí mismos. Cuando no se desarrolla la empatía, podría resultar el narcisismo. Tal vez la honestidad no fue valorada como importante en la familia, o no se desarrolló la autoestima. Hay muchos factores que se complementan entre sí para crear un narcisista, pero estos son algunos de los problemas típicos de la infancia. Este trastorno es muy resistente a ser tratado, por lo que una relación con un narcisista como adulto debe reconsiderarse seriamente.

¿Cuál es el problema aquí?

Los narcisistas toman y no dan. Son mejores manipulando a las personas y se concentran únicamente en sus deseos y necesidades. Existen diferentes formas de narcisismo para identificar a una persona. Los dos tipos principales se conocen comúnmente como Vulnerable e Invulnerable.

Los narcisistas vulnerables son lo que su nombre indica: naturalmente más sensibles, tímidos y vulnerables. Para enmascarar su falta de confianza en sí mismos y sus dudas, tienden a esconderse detrás de otra identidad. Buscan sentirse bien consigo mismos y tienen miedo al rechazo.

Debido a que son emocionalmente inestables, a menudo usan la vergüenza, la culpabilidad y otros métodos de manipulación para obtener una reacción de los demás.

Los narcisistas invulnerables son lo que te imaginas como la versión extrema de una persona egoísta. Él o ella tiene mucha confianza en sí mismo y tiende a carecer de empatía. En otras palabras, esta persona parece fría e insensible. Puede describir a esa persona como de piel dura, hambrienta de poder o egoísta. El Narcisista invulnerable cree que es invencible, y quiere que lo sepas y da la impresión de que es mejor que todos en todo.

Algunos psicólogos dividen estas dos categorías en subcategorías. Si bien pueden superponerse y es posible que no se ajusten perfectamente a su narcisista, en general son precisos y son los siguientes.

El narcisista amoroso mide su autoestima a través de interacciones sexuales. Esta persona puede manipular a otra para obtener gratificaciones sexuales, solo para deshacerse de la persona y pasar a otro "desafío". Parecen atractivos, amigables e incluso dulces, pero solo están tratando de complacerse a sí mismos.

El narcisista compensatorio trata de ocultar cualquier drama pasado o malas experiencias al realzar sus logros y méritos actuales.

Esta persona busca individuos débiles que serán su audiencia. Debajo del duro exterior hay un interior débil que teme las críticas y el fracaso.

El narcisista de élite está dispuesto a hacer cualquier cosa para tener éxito, incluso trepar por encima de las personas y dominar cualquier competencia en su camino. Tienden a considerarse ellos mismos mejor que nadie y por lo tanto se sienten con derecho a un trato especial en todas las áreas de sus vidas. Es excelente para promocionarse a sí misma y alardear de lo que es buena. Probablemente siempre podrá superar cualquier historia o logro que estés compartiendo.

Al narcisista maligno realmente no le importa lo que es moral y lo que no es moral. Además, no suelen sentirse mal por las acciones que tuvieron resultados negativos. Puedes describir a esta persona como arrogante o como si siempre tuviera que ser más inteligente que tú. Debido a su desprecio por su comportamiento, siempre y cuando obtengan lo que quieren (y lo que creen que merecen), este tipo de narcisista a menudo se conoce como alguien que ha estado o está en prisión, o involucrado en otra cosa contra la ley.

Conversando con un narcisista

Si estás conversando con un narcisista, ten en cuenta los siguientes consejos. Ten en cuenta que no cambiarás a esta persona. Sin embargo, si tienes un padre, un jefe o alguien en tu vida que no puedes eliminar y que es narcisista, es posible que necesites estos consejos de conversación.

Primero. Saber lo que son. No finjas que él o ella es otra cosa que un narcisista. Si intenta falsamente pretender que él o ella se preocupa por ti y te ama, se quemará.

Segundo. Diles lo que son. No necesariamente tienes que ser duro, pero sí necesitas ser honesto. Pregúntale si se da cuenta de cómo está actuando. No se sorprenda si lo hace.

Los narcisistas son despiadados e indiferentes casi hasta el extremo (sin duda hasta el extremo, porque lastiman a todos los que los rodean).

Tercero. Defiéndete de la manipulación. Ella te manipulará.

No la dejes. Si tienes que conversar con un compañero de trabajo o un jefe que es así, debe defenderse porque a su jefe narcisista no le importarán sus sentimientos. Ella puede estar tan hambrienta de poder que está dispuesta a hacerte quedar mal para que ella se vea bien.

Acercándose al conflicto: confía en tu corazón. Suena cursi, ¿verdad? Pero esto es esencial cuando el narcisista con el que estás tratando es alguien cercano a ti, como padre. Puedes pensar en tu cabeza que no es correcto distanciarte de un padre narcisista o que podría lastimarte. En el fondo de tu corazón, probablemente sabrás que tienes que dejarlo salir de tu vida, al menos por un tiempo. Cuando sabes que en tu corazón, tú hallarás las palabras para hablarlo de tu boca. Aquí hay algunos puntos prácticos de conversación:

Escoge tus batallas. ¿Por qué? Porque no ganarás muchos contra un narcisista. Si tu padre es narcisista, es posible que debas evitar ciertos temas honestamente para mantener la paz. Si es alguien en el trabajo o un amigo que siempre tiene que superarte, déjalo o sé selectivo sobre lo que vas a discutir. Puede volverse agotador.

Obtener más información. Esto es sólo la punta del iceberg.

Si alguien que te importa tiene este trastorno, es posible que necesites más información para acercarte a él con un conflicto. Además, obtén más información de tu narcisista.

Al igual que con muchas de estas personas tóxicas, si puede averiguar por qué hacen lo que hacen, puede eliminar algunos conflictos en lugares como su entorno de trabajo. Sin embargo, si siempre están juntos en casa, puede que no sea suficiente simplemente entenderlos.

Acude a un especialista. Si estás comprometido a resolver el conflicto, es posible que necesites involucrar a un especialista. Vayan juntos a un consejero que pueda ayudarlos a resolver las cosas.

El narcisista parecerá culparte fácilmente. No importa si es tu papá, tu jefe o tu amigo. Están en la vida por sí mismos y no pueden ver fuera de gratificarse a sí mismos y verse bien. En cualquier caso, en el que sea posible, aleja a esa persona tóxica de tu experiencia diaria.

Resumiendo todo

Los sociópatas, psicópatas y narcisistas deben evitarse a toda costa. Sin embargo, muchos de nosotros nos encontramos encadenados a uno a través de algún nivel de relación. Este estado de relación no puede mantenerte encerrado en una situación tan peligrosa y tóxica. Busca ayuda para su familiar, amigo o pareja que presente estos rasgos. Busca ayuda para posiblemente restaurar o al menos resolver tu relación. Pide ayuda para salir de ella (lo más probable es que así sea, al menos hasta que se haya vuelto mental y emocionalmente más saludable). No te quedes en una relación abusiva o agotadora con un sociópata, un psicópata o un narcisista.

. . .

Para terminar, aquí hay algunos signos comunes de que puedes estar tratando con un sociópata, un psicópata o un narcisista:

- Se comporta amoralmente.
- Evita situaciones sociales.
- Demasiado agresivo.
- Egocéntrico y egoísta.
- Violentamente agresivo.
- Manipulador.
- Carece de previsión para el futuro.
- Miente patológicamente.
- No muestra empatía.
- Luchas para mostrar cualquier emoción.
- Irracional.

El cierre ocurre justo después de que aceptas que dejarlo ir y seguir adelante es más importante que proyectar una fantasía de cómo podría haber sido la relación.

Muéstrales a esas personas tóxicas quién es el jefe

Sé que acabo de darte una descripción general amplia de algunos de los personajes tóxicos más comunes con los que alguna vez entrarás en contacto. Ninguna persona encaja perfectamente en una categoría; este no es un libro de ayuda para cortar galletas. La idea principal a tomar de este libro es que entrará en contacto con una amplia gama de personas diferentes. Algunos de ellos entrarán en tu vida para ayudarte y tener tu mejor interés en el corazón.

Desafortunadamente, habrá algunos que solo están allí para quitarte algo. Esto podría ser en forma de dinero, tiempo y conexiones... Tienes que asegurarte de estar siempre alerta y preparado para tratar con cualquiera de estas personas que se crucen en tu camino. Es fácil desanimarse y simplemente dejar de conocer gente nueva después de leer esto. Eso no es lo que este libro pretende hacer.

En su lugar, considéralo como un arma que puedes usar si te atrapa una persona tóxica. Llena tu vida diaria con ánimo positivo y límpiela de influencias negativas. Las personas tóxicas envenenan tu vida. Tienes que hacer lo que puedas para luchar contra la negatividad. ¿No estoy seguro de cómo hacer eso? Aquí hay algunas tácticas prácticas para comenzar a tomar control sobre quién y qué habla en su vida diariamente.

Dejar de seguirlos.

. . .

Dejar de seguir a las personas tóxicas, tanto en las plataformas de redes sociales como en persona. Decide no seguir a un "amigo" que sea tóxico. No tienes que ser amigo de esa persona. Este es particularmente el caso en línea o en aplicaciones. Puedes dejar de seguir a alguien sin que él o ella tenga que saberlo. Puedes elegir que no se quejen, mientan o cotilleen en su página de inicio. Si bien puede ser más difícil en persona, es igual de esencial.

No tienes que seguir a alguien porque esa persona tiene una personalidad más dominante. No tienes que seguir lo que él o ella dice que hagas o sentirte intimidado. Puedes elegir dejar de seguir a esa persona.

Deshazte de ellos.

No se requiere seguir siendo amigo de alguien porque siempre has sido amigo o porque esa persona no parece ver el problema que tú sí. Deshazte de él. Está bien sentirte cómodo contigo mismo, sin esa toxicidad en tu vida, y luego encontrar una amistad nueva y saludable. A través de la tecnología, esto es aún más fácil. Puedes deshacerte de ellos sin que se den cuenta. Si se dan cuenta, es posible que tengas que tratar de explicárselo o puedes optar por ignorarlos. En este punto, son lo suficientemente tóxicos para ti que tuviste que eliminarlos. No les debes una disculpa. En todo caso, te deben una.

Bloquearlos.

En algunos casos, es posible que debas bloquear a alguien de tu vida, en persona o en plataformas de medios. En las redes sociales, las comunicaciones en línea y las aplicaciones, es relativamente fácil bloquear a alguien. Es inteligente hacerlo para que no sea acosado o acechado. En persona es más complicado.

Lo mejor es tener un buen amigo o familiar que pueda ayudarte a confrontar a la persona tóxica y pedirle que te deje en paz. En situaciones en las que esté atrapado, manipulado o asustado por tu seguridad, necesitarás ayuda profesional. Este libro no ha sido escrito para dar consejos de consejería profesional, y es necesario obtener la ayuda que necesita para poder vivir una vida libre.

Reconsidera lo que quieres.

Una vez que hayas eliminado la suciedad dañina en tu vida, es hora de repensar lo que quieres de la vida.

¿Quién eres?
¿Quién quieres ser?
¿Qué te estaba frenando?
¿Qué te hace feliz?
¿Qué te apasiona?
¿Quién te inspira?

Reconsidera el viaje de tu vida, ahora que la niebla tóxica negra se ha disipado. Ve las posibilidades. Piensa en lo que te trae alegría. Decide a dónde quieres que te lleve tu vida.

Reemplaza lo que has tirado.

Además de leer este útil libro, puede encontrar varias citas alentadoras e inspiraciones en línea, a través de medios como alguna red social. Por ejemplo, he incluido citas inspiradoras que se encuentran en línea al final de cada capítulo. Puedes reemplazar la basura que solía llenar tus redes sociales y tu mente con mensajes positivos y alentadores. Encuentra personas o páginas para seguir que agreguen valor a tu vida en lugar de quitarle valor.

Una vez que limpias tu vida de personas tóxicas y su influencia, tienes que reemplazarla con algo bueno. Especialmente si una persona tóxica te usó, necesitarás llenar el vacío una vez que se haya ido. Suena loco, pero es posible que extrañes a esa persona e incluso comiences a olvidar por qué necesitabas a esa persona fuera de tu vida. Mereces ser edificado y apoyado. Encuentre fuentes de paz, consuelo y empoderamiento.

Relaja tu mente, cuerpo y espíritu.

Esta es tu vida. El mundo está lleno de gente tóxica, pero también está lleno de gente que da vida. No todas las personas están dispuestas a arrastrarte hacia abajo, y todos estamos luchando contra fallas que esperamos superar.

Tomar una respiración profunda. Relajarse. Es posible que se sienta abrumado ante la idea de tratar de lidiar con la cantidad de desechos tóxicos en su vida. No va a suceder de la noche a la mañana. Será un proceso.

Saber que estás dando el primer paso en la dirección correcta debería calmarte. ¡Puedes hacerlo, un paso a la vez!

Muéstrales a las personas tóxicas quién es el jefe: vive tu vida por ti.

. . .

Es posible que no puedas deshacerte de todas las personas tóxicas en tu vida diaria, pero puedes determinar a quién vas a permitir que entre en tu vida. Cuando te defiendes y le muestras a las personas tóxicas que no eres un tapete para caminar, elegirán retroceder según tus palabras o tendrán que retroceder según tus acciones. Vive tu vida por ti mismo. Eres el capitán de tu propio barco y tienes el poder de alejarte de las personas tóxicas. Bienvenido al mundo real. Es bueno, es malo, y es cambiante. Puedes recrear tu mundo y puedes disfrutar el viaje de tu vida. Entonces, ¡hazlo!

Es importante alejarnos de personas tóxicas por varias razones fundamentales:

Protección de nuestra salud emocional: Las personas tóxicas tienen un impacto negativo en nuestra salud emocional y bienestar general. Su comportamiento manipulador, crítico, irrespetuoso o abusivo puede minar nuestra autoestima, generar ansiedad, estrés y depresión. Alejarnos de estas personas nos permite salvaguardar nuestra salud mental y emocional.

Preservación de nuestra energía: Las personas tóxicas suelen ser drenajes emocionales. Absorben nuestra energía positiva, nos hacen sentir agotados y nos impiden enfocarnos en nuestras propias metas y objetivos. Al alejarnos de ellas, liberamos energía para invertirla en actividades y relaciones más positivas y en nuestro propio crecimiento personal.

Mantenimiento de relaciones saludables: La presencia de personas tóxicas en nuestras vidas puede socavar nuestras relaciones saludables. Su negatividad y toxicidad pueden afectar nuestras interacciones con amigos, familiares y seres queridos, creando tensiones y conflictos innecesarios. Alejarnos de las personas tóxicas nos permite proteger y nutrir nuestras relaciones más significativas.

Fomento del autodesarrollo: Al alejarnos de personas tóxicas, creamos un espacio libre de influencias negativas que nos permite enfocarnos en nuestro crecimiento personal y desarrollo. Nos brinda la oportunidad de establecer límites saludables, fortalecer nuestra autoestima y buscar relaciones más enriquecedoras que nos impulsen a ser la mejor versión de nosotros mismos.

Posibilidad de encontrar relaciones más saludables: Al dejar espacio en nuestra vida al alejarnos de personas tóxicas, abrimos la puerta a la posibilidad de establecer relaciones más saludables y enriquecedoras.

. . .

Al rodearnos de personas positivas, compasivas y respetuosas, creamos un entorno propicio para nuestro crecimiento personal, la felicidad y el bienestar general.

No puedes cambiar a las personas que te rodean, pero puedes cambiar a las personas que ELIGES para estar cerca.

Conclusión

En conclusión, el viaje de explorar y comprender las relaciones tóxicas ha sido revelador y, a veces, desafiante. A lo largo de este libro, hemos explorado los patrones destructivos que se desarrollan en estas dinámicas y hemos examinado detenidamente cómo pueden afectar nuestra salud emocional y bienestar general.

Es fundamental reconocer que todos merecemos relaciones saludables y enriquecedoras. Aprender a identificar las señales de una relación tóxica es el primer paso hacia el cambio y la liberación. Al comprender los distintos tipos de comportamientos dañinos y sus consecuencias, podemos fortalecer nuestra capacidad de establecer límites saludables y tomar decisiones que nos protejan y nos ayuden a crecer.

Conclusión

Además, hemos explorado estrategias prácticas para evitar y salir de las relaciones tóxicas. Hemos aprendido sobre la importancia de cultivar una relación sólida con nosotros mismos, fortaleciendo nuestra autoestima y confianza. También hemos abordado la importancia de establecer y comunicar límites claros, y cómo rodearnos de personas positivas y de apoyo.

Al final, evitar las relaciones tóxicas implica un proceso de autocuidado y amor propio. Debemos recordar que no estamos solos en este camino y que existen recursos y ayuda disponibles. Es fundamental buscar el apoyo de amigos, familiares o profesionales capacitados que nos acompañen en el proceso de sanación y crecimiento.

En última instancia, este libro nos ha invitado a reflexionar sobre nuestras propias relaciones y a tomar decisiones conscientes para nuestro bienestar. Al elegir el amor propio y la salud emocional, podemos construir relaciones que nos nutran, inspiren y nos impulsen a ser la mejor versión de nosotros mismos.

Recuerda que mereces relaciones basadas en el respeto mutuo, la comunicación abierta y el apoyo genuino. Al aprender a evitar las relaciones tóxicas y a establecer límites saludables, abrimos el camino hacia la felicidad y la plenitud. El camino puede ser desafiante, pero siempre es posible encontrar el amor y la armonía que todos

Conclusión

anhelamos. ¡Adelante en este viaje de transformación y construcción de relaciones saludables y gratificantes!

www.ingramcontent.com/pod-product-compliance
Lightning Source LLC
Chambersburg PA
CBHW072159070526
44585CB00015B/1214